Organic TSUBO de Selfcare

ツボdeセルフケア

カラダとココロをオーガニックにする88の方法

アース治療院
宮下　正義
MIYASHITA　MASAYOSHI

ほんの木

オーガニック・ツボ・ライフのススメ…まえがきにかえて

もっとナチュラルでスローに生きたい。そう思っている方もいらっしゃると思います。しかし、実際の生活、特に現代人の生活は、動物としての人間本来のものからは離れてしまっているように思います。パソコンやスマホ、携帯電話、二十四時間営業など、人工環境で一見〝快適な〟生活は、人間の身体からみると自然ではありません。都会の中の治療院で患者さんを治療させて頂いているとそう感じます。

私達が生きている地球は、本来有機的な繋《つな》がりで、お互いが密接に関連し成り立っています。人間の活動が大きくなるほどに、自然への負荷も大きくなっていきます。エアコンや石油製品、化学物質が多いライフスタイルは便利ですが、それと引き換えに、冷えや乾燥、アレルギーなどの不快な影響もあります。東日本大震災の原発事故は、私達に生活を見直せ！　と、自然が氣付かせてくれているように思えてなりません。私達が目指すべきは、オーガニック（有機的）なライフスタイルではないでしょうか？

また、現代生活では、もはやパソコンや携帯電話なしの生活は考えられないかもしれません。仕事を変えてもパソコンは使うでしょう。目や指、頭など、身体の一部の酷使《こくし》は身体全体にも悪影響を与えます。

この本では、忙しいＯＬさん、主婦やサラリーマンの方等が実践できる日常生活でのセルフケアとツボ押しを解説してあります。健康な方は、健康維持の為に、不調の方や病氣の方は、症状の改善の為に、一つでも二つでも、生活に取り入れて頂き、皆様のご健康の一助となれば、私の望外の喜びです。難しい所もあるかもしれませんが、肩肘張らずに、氣楽に、氣持ちの良い感覚を大切にしてオーガニックなツボ・ライフを楽しみましょう！

※オーガニックという言葉は本来、無農薬・無化学肥料の有機栽培という意味で知られていますが、本書では「一方的ではない、お互いが影響を与え合っている」という意味や「生命体」という意味で使っています。

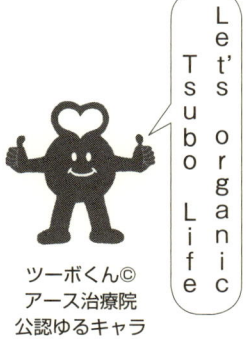

ツーボくん©
アース治療院
公認ゆるキャラ

目次

秋

冬

治療編

ツボ押し編（52編）……95

●女性の症状

●精神・代謝

●加齢

レイアウト　渡辺美知子
イラスト　村瀬初子
表紙イラスト　YOON HOSEOB（Green designer）

セルフケア編

1　ツボdeセルフケア

ツボdeセルフケアとオーガニック（有機的）なライフスタイルには共通性があります。「医食《いしょく》同源《どうげん》」という言葉がありますが、元々の意味は「よい食べ物を食べれば健康でいられる」という意味です。この本では私が専門とする鍼灸《しんきゅう》・指圧・あんま・マッサージの東洋医学と、無農薬、無化学肥料、化学合成食品添加物無添加の食品で健康になるライフスタイルを提案します。この根底には、私がかつて、有機野菜の宅配の会社勤務を経て、鍼灸師・指圧・マッサージ師になったという経緯があります。

以前滞在したニュージーランドやオーストラリアでは、自然食のお店のほとんどに、マッサージや鍼《はり》、アロマテラピーなどの治療室が併設されていました。それを初めて見た時、「自分が通ってきた道と同じで、よい食事と身体の治療は一緒にするものなんだ」と感心しました。さらに、海外の自然食のお店では、地球環境、自然保護、エコロジー、ジェンダー、環境教育、精神世界、ディープエコロジーなどの本や情報が一緒になっていて、やはり自分の関心や方向性と似ており、安心感を覚えた記憶があります。

実はこのような考え方は、東洋では古くから「身土不二《しんどふじ》」という言葉で表現されていました。

身体や健康と食物、自然環境は不可分で密接なのです。昔、東洋医学の食医という〝食事のお医者さん〟は医者の中でも上の位にありました。有機食品は市価より三割程高いけれども、腹八分目・穀菜食中心の食生活にすれば、食費はトントンか安くできます！　そして何より健康になれる！

この本では前半で、「食事、姿勢、運動、温活等」のセルフケアを一年の四季に絡《から》めて解説し、後半では、四季にかかりやすい病気や、男性、女性、子ども、老人等に起きやすい症状に対するツボ押しセルフケアの具体的なやり方を解説してあります。この本を参考にオーガニックな暮らしとツボ押しの自然な関係を体験して頂ければと思います。まぁ、頭であれこれ考えるよりも、ツボ押しやお灸は氣持ちが良いですし、新鮮な旬のもの、なるべく無農薬・無化学肥料の物を摂《と》ることは、健康的で、何よりおいし～いですよ！

2　身体と食べ物は一つ

「身土不二《しんどふじ》」という言葉をご存じの方もいらっしゃると思います。意味は、身体（健康）と土（食べ物）は一つで、分けることのできないものだということです。つまり、自分の生活している土地の四里四方で採れる食物を食べていれば、栄養価も高く、旬で季節にも合っているので、身体にもよく健康でいられるのです。人間の身体には、約六十兆の細胞があり、日々新陳代謝で入れ替わり、三ヶ月程度で順次変わっていき、六年程で全部の細胞が入れ替わると言われています。細胞は食べた物の栄養で作られるので、土からできる食べ物は大切です。

最近では、「地産地消《ちさんちしょう》」という言葉もできましたが、「身土不二」はその大元《おおもと》の考え方です。この「身土不二」はもともとの言葉の原典は中国ですが、日本のマクロビオティック（玄米菜食）界で広まりました。後に隣国の韓国でも広まり、韓国の農協は国産野菜奨励のスローガンに大々的に使用し、高層ビルに大きな「身土不二」の文字の横断幕が掲げられたり、野菜の箱にもこの文字が書かれていたりと宣伝され、一大キャンペーンとなり、日本以上に多くの人々が知ることになりました。

そして、この文字を見た日本人が逆輸入したりしています。実際、私も以前訪れたソウルで多く目にして感動しました。東洋医学の共通文化圏である韓国や中国には、「医食同源」や「薬食同源」という言葉もあり健康と食事が密接に関係しているのがよくわかります。

東洋医学は、古代中国を発祥に、韓国、日本という大きな流れの中で育まれてきました。国や時代、人種の枠を超えた大きな大きな流れがあります。今までの歴史の中では、お互いが尊敬し合い、素晴らしい文化を三ヶ国を中心に形成してきました。現代では、ヨーロッパやアメリカ等、世界中に広まり、世界保健機構（ＷＨＯ）も認めていますし、中国や韓国では、西洋医学と同等に社会で認められています。それに比べて、日本では西洋医学の方が一般的ですが、日本にも古くてよい治療法、書物や智恵がたくさん残っています。本書を使い、すばらしい東洋医学の智恵を読者の方の生活の一部として、取り入れて頂ければ幸いです。

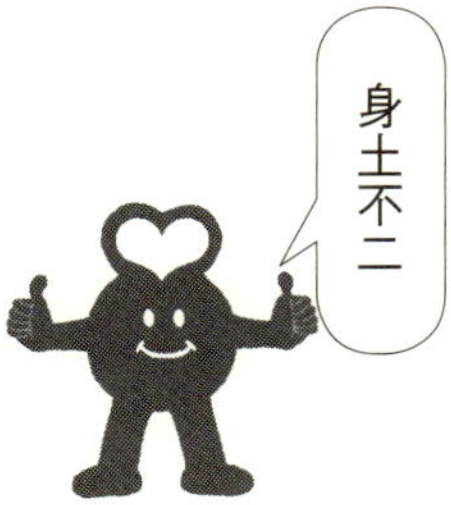

3　陰陽五行説《いんようごぎょうせつ》

東洋医学の基本的な考え方に、万物を陰と陽の二つに分ける陰陽説があります。陰陽は絶えず変化するもので、陰極まれば陽となり、陽極まれば陰となす。世界は生成流転《せいせいるてん》しています。明るい昼が陽なら、暗い夜が陰になります。相対的なものなので、陽があって陰もある。どちらも必要です。

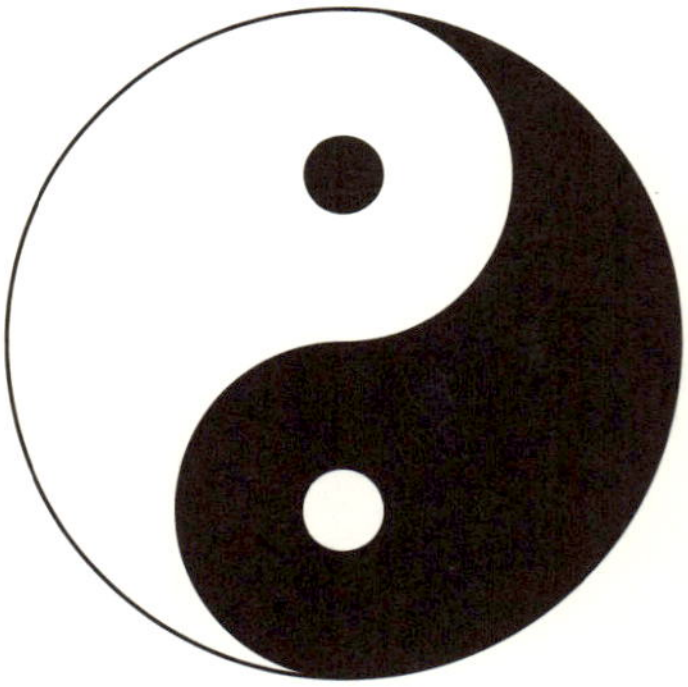

太極図

陰	陽
夜	昼
暗	明
月	日（太陽）
雨	晴
日陰	日向
後	前
女	男
お腹	背中
下半身	上半身

○

また、五行説《ごぎょう》は自然現象を「木火土金水《もくかどごんすい》」の五つに分類し、それぞれの性質を解説しています。次ページの五行色体表《しきたいひょう》はその分類表です。木の春には、風が吹き、木々が芽吹きます。火の夏は暑く、植物は成長し、南から温かい空氣が運ばれます。土(用)には、植物に変化が起こり、金の秋にはだんだんと乾燥し、植物は実をつけます。水の冬には、寒く、植物は実をガッチリと蔵し、春を待ちます。そして、春となり、季節が巡っていきます(「五化」)。

同様に人間の内臓や生理現象や精神作用も五つに分けて考えます。例えば、春は風の氣候で肝(臓)に氣をつけます。肝は目や筋肉にも関係があるので、春は氣持ちが良いからと言って温かい風に当たりすぎると、目が乾いたり、風邪を引いたり、筋肉がつったりします。そんな時は酸っぱい物を食べたり、肝臓の辺りを温めたりします。夏は暑く、火の性格があり、湿氣や暑さで身体が疲れてくると消化機能が衰えてくるので、胃腸を労《いたわ》る。秋は乾燥に氣をつけ、皮膚が収斂《しゅうれん》するので、汗をかき過ぎないように注意する。冬は寒さに氣をつけて、あまり派手な活動はせず、力を蓄えるようにする。この流れがよどみなく流れていて、季節や氣候、食べ物、精神的なものに氣をつけて、セルフケア・養生《ようじょう》すれば、病氣になりにくくなります。また、これらの理論は東洋医学の診断や治療を決定する考え方でもあります。

五行色体表

五行	木	火	土	金	水
五方	東	南	中央	西	北
五季	春	夏	長夏(土用)	秋	冬
五悪	風	暑	湿	燥	寒
五化	生	長	化	収	蔵
五穀	麦	黍(キビ)	稗(ヒエ)	稲(米)	豆
五臓	肝	心(心包)	脾	肺	腎
五腑	胆	小腸(三焦)	胃	大腸	膀胱
五根	目	舌	口	鼻	耳
五色	青	赤	黄	白	黒
五液	涙	汗	涎(エン)(よだれ)	涕(テイ)(はなみず)	唾
五主	筋	血脈	肌肉	皮毛	骨(髄)
五味	酸	苦	甘	辛	鹹(カン)(しおからい)
五情	怒	喜	思	悲・憂	恐・驚

4　からだの春夏秋冬

前項の「五行説」での四季は、「春・夏・長夏（土用）・秋・冬」の五季になりますが、鍼灸の治療ではこの五行説を用い、診断から治療・養生法まで行います。また、五つの事象はそれぞれが、ただ五つに分けられるだけでなく、お互いに関連し影響し合う関係です。木は燃えて火を生み出し、灰になり土に還《かえ》る。土は金（属）を生み出し、金（属）は水（滴）を生み出す。木火土金水と生々流転し、元に戻り水は木を生長（成長）させます。

このような東洋医学で病氣をみると、一年の四季ごとにかかりやすい病氣と、一生の各段階でかかりやすい病氣があります。四季でみると、花粉症、風邪、寝違い、ギックリ腰、食あたり、胃腸の不調、めまい、冷え、咳《せき》等があり、一生では、子どもの時は、感染症やアレルギー、成人になるにつれて、肩こりや腰痛、しびれ、自律神経失調、不眠。さらに高齢になると、前記に加えて、膝痛《ひざいた》、高血圧、糖尿病、前立腺肥大、排尿困難、神経痛等が挙げられます。こういった病氣で避《さ》けられるものはなるべく避け、もし、なったとしても悪くならないようにするのがセルフケア・養生です。そして、病氣の時にだけするのではなく、健康な時から行うものです。それが、東洋医学の優れている「治未病《ちみびょう》（本格的な病氣になる前に治す）」につながります。

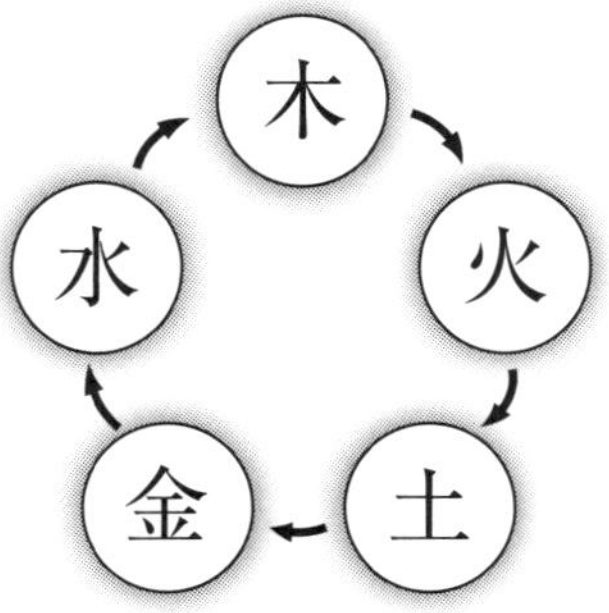

五行図
（相生関係）

5　東洋医学の自給生活

「ロハス」という言葉を聞いたことがあるでしょうか？　十年程前に注目された言葉ですが、内容的には流行り廃《すた》りで考えるべき物ではなく、人間にとって大切な生き方と言えるでしょう。ロハス・LOHAS（Life Style of Health And Sustainability）は、直訳すると「健康で持続可能なライフスタイル」のことで、アメリカの社会学者ポール・レイ氏と、心理学者のシェリー・アンダーソン氏の造語です。ロハスは、自分自身の欲望だけを追求する大量生産、大量消費型社会とは一線を画し、持続可能な自然環境と社会システムのもとで、すべての人々が共存共栄できる社会を志向する生活創造者〈Cultural Creatives〉の行動が増えて行くことを言います。金銭的、物理的な豊かさを志向せず、社会的成功を最優先しない、人間関係を大切にし、自己実現に力を入れる人、なるべく薬に頼らず、健康的な食生活や代替《だいたい》医療による予防医学を生活に取り入れるライフスタイルです。

私の考えるロハスへの3ステップは、まず第1に「健康を考え、食べ物をなるべく無農薬・有機食品に変える」、次に「食べ方を自然食や玄米菜食中心に変える」。さらにもう1ステップ進むと、「生き方を自給自足的に変える」。なんて、そこまでになってしまうといろいろと大変ですが、台所やベランダの片隅でハーブを育てたり、ニンジンやダイコンの上の切れ端を水につけたりするだけでも、葉っぱが出てきて一品自給できます。また、梅干や味噌を手作りしたり、糠漬《ぬかづけ》を漬けたりしてみるのもいいですね。自分でやってみると、いかに、無農薬や化学合成添加物無しで食物を作るのが大変か実感もできますし、逆に市販の商品では作れないシンプルなおいしさが得られます。

同じように、東洋医学では医療を自分でも行えます。セルフケアとして、昔のおじぃちゃんやおばぁちゃんがしていたように、お灸や指圧・マッサージ等を自分自身で行う方法が身につけば、医療も身近になり、自給できます。ツボ押しやお灸は自宅で簡単にでき、慢性病や冷え症等に効果的です！　最近では、自分でできる貼《は》る鍼《はり》・円皮鍼《えんぴしん》もあります。本当の意味での持続可能性を考えると都市でも地方の農村でも、医（衣）食住、生活全般での自給的要素がこれからの世の中には必要だと思います。

6　神農《しんのう》をご存じですか？

東京・神田の御茶ノ水に湯島聖堂があります。都会のオアシスで緑も多く、孔子様が祀《まつ》られており、世界最大級の孔子像もあります。そしてまた、神農《しんのう》という神様も祀られている所です。

炎帝《えんてい》神農は、古代中国の伝説上の神様である三皇五帝の一人で、農耕と医薬、商業を司《つかさど》ります。私はこの神農という神様が好きです。それは、牛頭人身《ぎゅうとうじんしん》、頭は牛で角が生えていて、身体は人間というユニークな容姿とその伝説からです。初めて人々に五穀を栽培する方法を教え、土地の良否を調べ、その結果も皆に知らせた尊い神様です。

農具（鋤《すき》・鍬《くわ》）を作り、使い方も教え、農作物を他の物と交換する市も設けたそうです。神農は人々が病気に苦しんでいるのを見て、あらゆる草根木皮《そうこんもくひ》や水をなめ、一日に七十の毒に当たったという神様離れ!?　したところにも好感が持てます。

それらの内容は中国最古の薬草書『神農本草経《しんのうほんぞうきょう》』にまとめられており、多くの草根木皮の薬物を、常食し養命に良い物を「上薬」、身体の状態によって服用する「中薬」、治療に使う「下薬」の三つに分けて解説してあります。医食同源《いしょくどうげん》、薬食同源《やくしょくどうげん》の考え方につながります。

因《ちな》みに毎年十一月の勤労感謝の日には、聖堂にある神農廟《びょう》において、神農祭が取り行われ、漢方専門の医師、薬剤師、鍼灸師等が集います。その際、江戸時代に徳川家光の発願による神農像も拝観できます。同様に、五月には、聖堂で鍼灸祭も行われ、各流派の鍼灸師が集い、鍼灸の先人達の偉業を敬い、道具としての鍼《はり》（治療に使うはりは鍼と書きます）と艾《もぐさ》（お灸に使うヨモギの葉の裏の白い毛）に感謝をする行事も行われます。

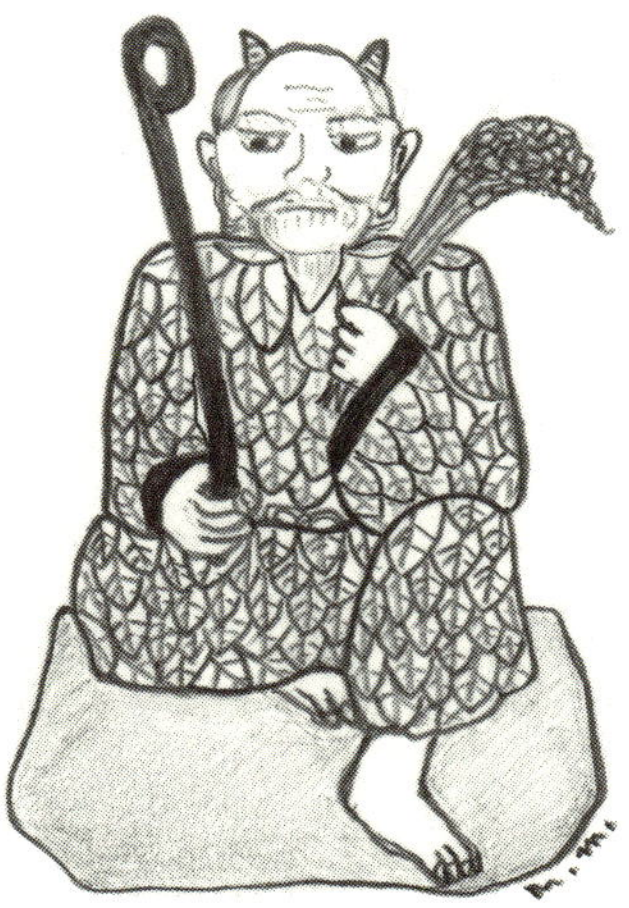

7　庭師な治療家

『補完代替医療入門』《ほかんだいたい》（上野圭一著・岩波書店刊）の中に、アメリカのホリスティック医学協会の初期の呼びかけ「われわれは修理工ではなく、庭師になろう」というメッセージが紹介されていて共感しました。私も「機械の部品を直すような治療ではなく、庭の樹木を健康に美しく育てるアーティストのような治療をしたい」と思いますし、身体を庭や樹木に見立てれば、全体のバランスを考えた治療や食事、セルフケアの仕方や今後のありようが見えてきます。これは、身体を部分で診る「西洋医学」と身体全体を診る「東洋医学」の違いのようですが、西洋医学の父ヒポクラテスの時代の西洋医学は、同じく全体を診るものだったのだと思います。逆に東洋医学で鍼やお灸を使っても、単に部分的な筋肉刺激のみなら「西洋医学」的なものに近いでしょう。

東洋医学の特徴は、身体を全体的に診ること、氣《き》・血《けつ》・水《すい》の循環に注目し、直接的な刺激や間接的でソフトな刺激を使い、緊張を緩《ゆる》めたり、エネルギーの不足している所や冷えている所を温めたりします。逆に熱を持った所は熱を取るように施術し、整えます。患者さんの症状は、原因がはっきりわかる場合もあるし、複合的に日々の生活が関係していてわかりにくい場合もあります。そんな患者さんに、庭師のような治療を施し、身体が軽くなった後に、庭で採れたオーガニック・ハーブティーや有機野菜を食べてもらい、そのおいしさに微笑んでもらえる。今の私の施術もわりと近いですが、こんな治療ができたらなぁと思います。

東洋医学と西洋医学の違い

東洋医学	西洋医学
・全体を診て原因を探る	・部分、局所を中心に診る（検査技術の発達、ただ顕著にならないと陽性とわからない場合がある）
・証《しょう》（身体の状態や病の段階）を診て治療できる	・病名が付かないと治療できない
・きめ細かい処方で様々な慢性病に対応でき、急性病にも劇的に効く場合も有る	・怪我などの救急のものに強い
・自己免疫力を向上させる	・消炎・鎮痛に効果的
・強い副作用が少ない	・副作用の強いものもある

8　グリーンティーセラピー

皆さんが飲んでいるお茶はペットボトルのお茶ですか？　急須《きゅうす》で入れてますか？　お茶は洗わずにお湯をそのまま注いで頂くので、やはり安心・安全な無農薬、有機栽培がよいですね。緑茶はカフェイン（覚醒《かくせい》作用）、カテキン（抗酸化）、テアニン（リラックス）、ビタミンC（コラーゲン形成）が豊富で、疲労回復、頭の使い過ぎの偏頭痛、氣力回復に効果があります。

日本最古の養生書は、栄西という禅のお坊さんが書いた『喫茶養生記《きっさようじょうき》』で、これは東洋医学の五行説の苦味は心臓に良いということから、緑茶の苦み等の効用を説いた書物です。この本には、他にも、病氣にならない身体づくり、日頃の食事や運動の大切さ、桑《くわ》の葉粥《がゆ》（桑の葉は糖尿病に良い）のススメなどが書かれています。

アース治療院がある東京・神田御茶ノ水の地名の由来は、江戸時代に、この辺りにあった禅寺で美味しい水の湧く所があり、その水を将軍に献上したことから来ているそうです。お茶に使うと美味しい水が東京の真ん中にあったんですね。その神田生まれで屋久島に移住した世界的な詩人の故**山尾三省《やまおさんせい》さん**の遺言には、**「まず第一の遺言は、僕の生まれ故郷の東京・神田川の水をもう一度飲める水に再生したいということです。神田川といえば、ＪＲお茶の水駅下を流れるあの**

どぶ川ですが、あの川の水がもう一度飲める川の水に再生された時には、劫初《ごうしょ》に未来が戻り、文明が再生の希望をつかんだ時であると思います。これはむろん僕の個人的な願いですが、やがて東京に出て行くやもしれぬ子供達には、父の遺言としてしっかり覚えてほしいと思います」とありました。遺言は他にもう二つあり、簡単に言うと原子力発電の不使用と、憲法九条の保持と戦争の永久放棄を遺《のこ》しておられます。私も同感です。

丁寧《ていねい》に入れた緑茶やハーブティーで、ちょっと一服し、ホッとする平和なティータイムを持ちませんか？

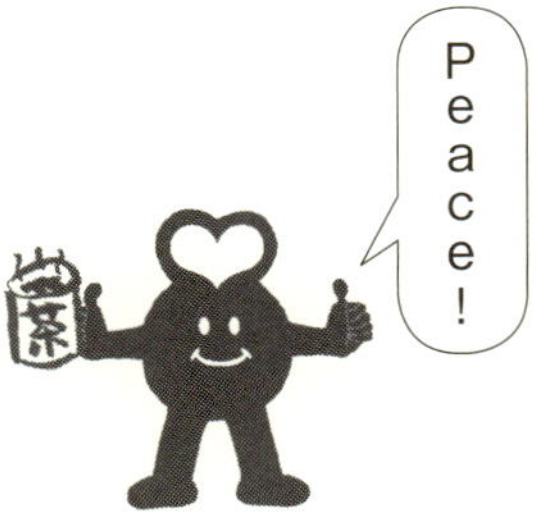

9 身体に優しい、正しい姿勢

現代は、パソコン中心のデスクワークの影響で、ひどい肩こりや腰痛に悩む患者さんが多いですが、姿勢の悪さでさらに症状が悪化しています。人間の背骨はS字の湾曲《わんきょく》がきちんとしていれば、首や腰を痛めにくいものです。患者さんの中には、「骨盤が曲がっているんじゃないか」とか、「片足が短いんじゃないか」と言われる方がいます。確かに身体の左右のバランスが極端に違うと弊害はありますが、氣にし過ぎるのも考えものです。なぜなら、人間の顔は左右きちんと対称な方は少ないですし、右利き左利きという段階でも左右のバランスは崩れています。内臓も右に肝臓、左に胃、心臓と対称ではありません。治療して整っても、普段の生活で足組みや肘《ひじ》つきをするとすぐに戻ってしまいます。要は何事もバランスが大切で、なるべく偏《かたよ》らず、右を使ったら左も使うといった身体の使い方が肝心です。また、骨は独立して立っているのではなく、筋肉が支えて立っているので、大切なのは、筋肉を緩めて、正しい姿勢をすることです。（緩め方はP200～のツボ押し編の「体操」を参照）

セルフケアとしては、

一、首、肩、腰のツボ押し・体操をして筋肉を緩め、S字湾曲を意識する。

二、トイレやお茶入れで立った時に軽くストレッチをする。

三、カバンはリュックや斜め掛けを使う（偏らない）。

四、体育座り、横座り、足組みはしない（デスクワークの時は腰にクッション等を当てる）。

歪《ゆが》んだ身体の人が正しい姿勢をすると初めは辛《つら》いものです。しかし、だんだんと筋肉が正しい位置に戻ると辛くなくなります。そうなると身体は楽になり、疲れにくくなります。

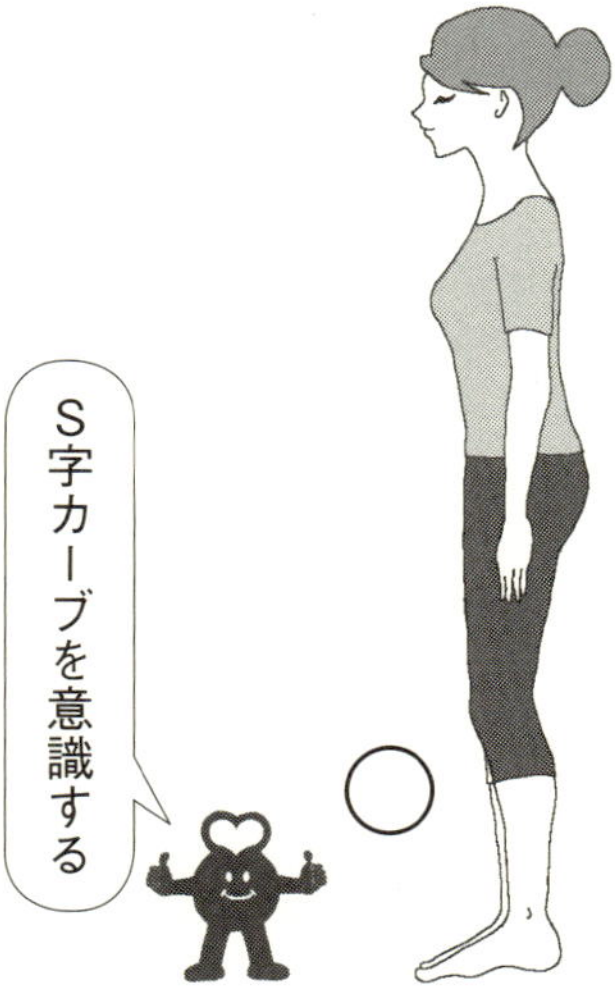

正しい姿勢
（肩の力を抜いて、首はやや前に、腰を前に少し出す感じ）

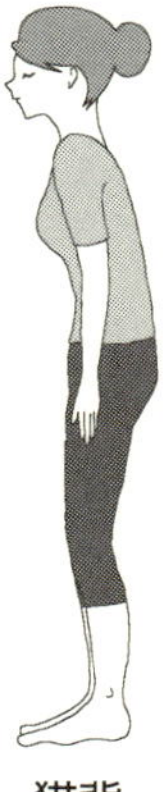

× 猫背
（背が丸まり、首が前）

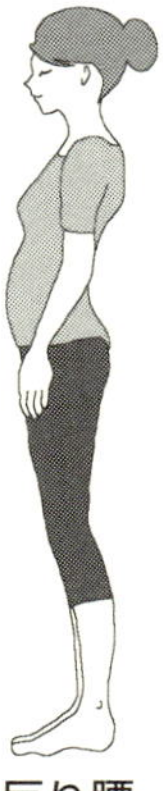

× 反り腰
（腰が入り過ぎ、重心が後ろ）

10　四季にある梅雨

日本では、夏の初めに梅雨があります。梅雨時は湿氣が多く、汗が上手く出せない為、身体の水分が多くなり、むくんだり、自律神経のバランスを崩しやすくなります。特に、梅雨の始めと終わりは体調の管理が難しいので注意が必要です。この時期のセルフケアは、汗をかく・身体を冷やさない・除湿する・季節にあった旬の物を食べることです。最初の二つのセルフケアはアース式半身浴がオススメです。除湿には除湿器の使用、エアコンをドライにする。食べ物は梅干しもよいですし、小豆《あずき》も利尿作用があるのでオススメです。実は梅雨は四季のそれぞれにもあります。季節により冬から春のナタネ梅雨、いわゆる夏前の梅雨、秋の長雨、冬のサザンカ梅雨と季節の変り目にあります。

また、梅雨にも陰陽があり、陰性の梅雨は北からの冷たい風が吹き、低温でシトシトと雨の日が多く、日照不足の傾向があります。そして、陰性の梅雨の時には、関節痛や喘息《ぜんそく》、神経症やうつが多くなります。一方、陽性の梅雨は晴れた日（三十五℃前後の初夏の陽気）とザーザー激しく降る雨の日がはっきりと分かれます。陽性の時は、氣温も湿度も高いので、熱中症や脳梗塞、泌尿器結石が多くなります。近年は陽性の梅雨が多くなる傾向のようです。氣候の変化が大きいので、なかなか個人で対処するのは難しいですが、汗をかいたらこまめに下着を変えたり、寒かったらベストやカーディガンを着たりと微調整すると良いでしょう。

それから、たとえ温かい飲み物でも、冷えれば水分なので、身体に溜まれば水毒になり、冷えや消化機能の低下、むくみやめまいの原因になります。エアコンで乾燥しがちで水分を摂り過ぎたり、パソコンで仕事中に手持ち無沙汰で、そんなに喉《のど》が渇いていないのに飲んでしまったりと、氣候の「湿」と身体の「湿」とが重なり、身体が重くなってしまいます。水分は喉が渇いたら飲むのが基本です。一日2Lの水を飲む健康法などは、全ての人によい効果があるとは限りませんので、行うのは慎重にしてください。冷えや胃腸の弱い方はやってはいけません。

11　天氣と病氣

近年は、以前と氣候が変わってしまったようで、四季の移り変わりが激しく、急に暑かったり、寒かったりしますね。温度差が激しいと、体調を維持するのが大変です。私の治療院でも、骨折やムチウチをしたことがある患者さんから、「雨の降る前は古傷が痛み、天氣予報より正確だ」とか、リウマチや頭痛持ちの患者さんからも、「天氣が崩れるのが早くわかる」とお聞きします。そんな天氣と痛みの関係を、「氣象病」というそうです。氣象による影響で痛みだすのは、前記の他にも、神経痛、狭心症、心筋梗塞、尿路結石、虫垂炎、胆石等があります。

急激な氣象の変化（氣温・氣圧・湿度等）は、身体の大きな負担となり、体調悪化やコリの原因となります。特に低氣圧は、身体の内部の圧力が上がり、骨折した所やコリのある部分で硬かったり、少し短かったりする所は、より緊張が高まり、神経を圧迫したり、引きつれたりと痛みになります。また、雨の日も、低氣圧で身体の酸素量が減り、頭痛になりやすく、湿氣も多くなり、むくんで、めまいや神経痛になりやすいのです。これが痛む理由です。しかし、天氣は個人の力ではどうにもならないので、症状の原因や痛みのメカニズムを知り、上手く対処することが大切です。このような体調不良のある方は、どんな天氣の時は、その前後にどのような症状で、ツボ押しや安静等、どんなセルフケアをしたら緩和したか等を日記のようにつけると、ご自分の体調と天氣との関係がわかり、症状回避の参考になります。そして、大切なのは、日頃からなるべく、痛む所やその周辺の緊張やコリを緩めておくことです。こうすれば、ある程度の氣象の変化にも対応ができます。また、頭痛は血流が増えても減っても起こるので、天候の急変が予測される時には、アルコールや過食、激しい運動、カフェインの過剰摂取は控えましょう。

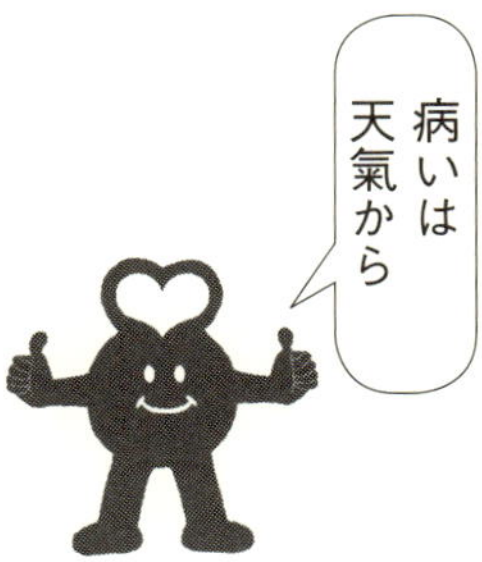

12 暑くて寒い、夏の過ごし方

現代は快適さを追求する一方で、人間の身体にとっては、非常に過酷な生活環境になってしまっているとも言えます。その代表の一つに、夏の冷房があります。外は暑いものの、中は冷房で冷え過ぎて、冬の病氣（風邪や神経痛、頭痛、筋肉痛）にかかります。クーラーは冷蔵庫と同じようなもので、身体を芯から冷やします。また、頭寒足熱《ずかんそくねつ》の反対で、足首付近に冷氣が溜まってしまいます。都会の夏の異常な暑さの中で、ネクタイやスーツで外回りのサラリーマンには同情しますが、常時オフィスで仕事をするＯＬ、サラリーマンにとって、クーラーは寒すぎる場合があります。

また、クーラーの風向にも氣をつけてください！　軽く風が当たっているだけでも、後々に腕のしびれや痛み・頭痛等の症状が現れたりします。送風口に覆《おお》いをし、小型の扇風機を回したり、風向きを工夫しましょう。それでも無理なら、机の配置や居る場所を変えてみる。まぁ、そうは言っても、仕事場等の関係で個人ではできない時もあると思います。

そこで、**夏の冷房病対策**を三つ

一、冷やさない…下着を二枚はく（女性）。首にスカーフを巻く、靴下の重ねばきもＧｏｏｄ！

ひざ掛けをする（たまに正座するのも血行改善で可）。冬用の小さな湯たんぽをオフィスで使う。

二、冷えたらよく温める…今日は冷えてしまったなと思ったら、家に帰って熱めのアース式半身浴（P36参照）や足湯でよ〜く温めましょう！

三、冷えがたまっている方はさらに積極的に温める…軽いウォーキング等の運動（P56参照）＋足やお腹にお灸（薬局に売っている簡単なお灸）や玄米ホットパック（P94を参照）をする。

クーラーの中にいる日が多いと汗をかきませんが、水分は意外と多く摂っているので、過剰になりやすいです。水分は喉が渇いたら飲む程度に抑え、汗をかくようにし、体内の水分を排出することも重要です。また、汗をかいたら、塩分やマグネシウム等のミネラル分を補給し、暑くて寒い夏を乗り切りましょう！

13 Let's アース式半身浴！

夏にクーラーで冷え、更に冷たい物や水分の摂り過ぎで予想以上に冷えてしまった方は、秋冬に入る前にアース式半身浴をしましょう！　シャワーばかりでなく、お風呂で汗をかいて水分をしっかり出せば、水毒による冷えを緩和できます。

具体的な**半身浴の入り方**です（ただし、個人差があるので、体調に氣をつけて注意してお入りください）。

（まず入浴前に湯氣で浴室を温めましょう）

一、始めは上半身を濡らさず、下半身だけを洗って浴槽に入る（上半身も濡らすと、冷えてしまいます）。濡れてしまった手・汗を拭くのに、タオルを持ち込み、それを首に巻いたり、肩にかけたりすると寒くありません。

二、湯量はみぞおちから下、三十八～四十二℃位の温度（冷えている方は少し高めがよいと思います）にし、時間は夏場十五～二十分、冬場十分を目安にします。

三、汗が額・顔・頭・胸・背中・二の腕の順に出てくるようになる（夏場は汗を思いっきりかき、冬場は冷えないように汗の出る直前に上がる）。

四、身体が温まったら、一度、浴槽から上がり、髪の毛、身体の順に天然せっけん（シャンプー）で洗う。

五、再度、浴槽に入る時は、すでに血液が温まっているので、肩まで浸かっても良し（身体を斜めにしたり、少しお湯を足したりしましょう）。後は自由に入り、出たら冷えないようにすぐに身体を拭き、髪を乾かしましょう。

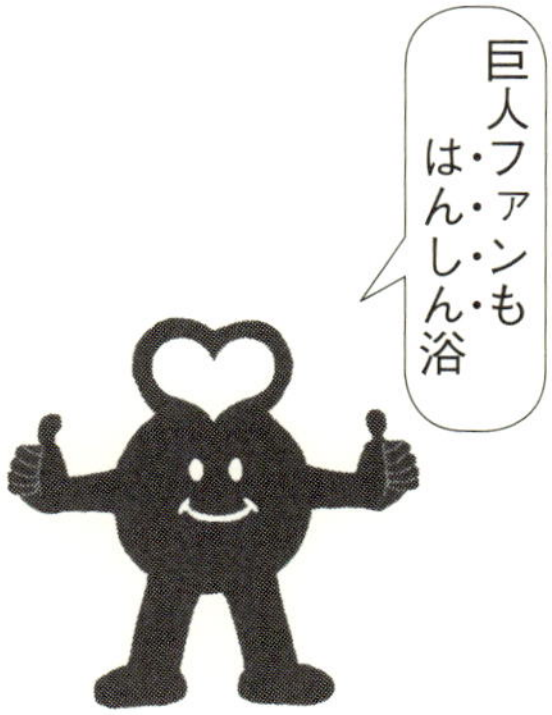

オプションで、浴槽にハーブや生薬の入浴剤・アロマオイル・にがり等を入れると塩素中和や保温・保湿効果があります。また、半身浴で浸かるのは、胸より下なので、心臓への負担も少なく頭寒足熱でスッキリ、お湯の量も少なくて経済的です。忙しくて毎日できない方は、健康の為なら、週二回（平日一回と休日一回）でもＯＫなので、疲れたなと思ったら、面倒くさがらずに、お風呂に入りましょう！　余分な水分や塩分等の老廃物が排出され、免疫力もアップします。汗がかけずに長湯が苦手な方は、無理をせずに、ご自分の氣持ち良さを優先にしてください。汗腺の調節が上手くできるようになるとだんだんと長く入れるようになれます。ただ、三十分～一時間、ぬるいお湯につかる半身浴は、趣味的なので、健康の為ならアース式の少し熱めのお場で短時間の半身浴がオススメです。

~eARTh half body bath time~

アース式半身浴

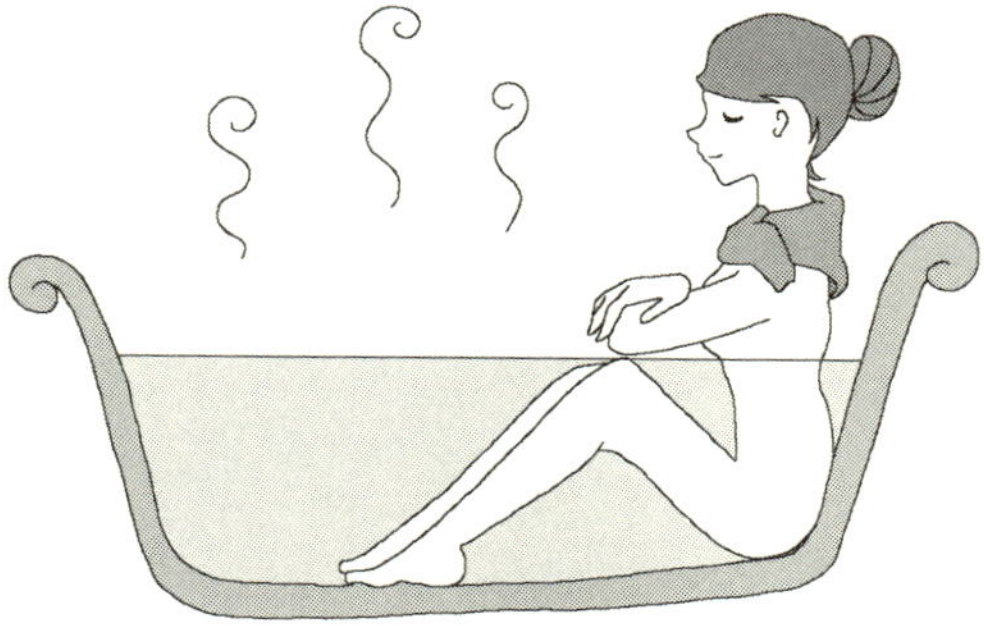

●**ワンポイントアドバイス**

今までやっていた半身浴では汗をかかなかったが、アース式でやったら汗をかけたという患者さんがいました。冷えないように、初めは上半身を濡《ぬ》らさない。やや高めの温度で入るのがポイントです。より汗をかきたい場合は白湯を口に含んでお湯に浸かりましょう。体温以上のお湯に浸かると免疫力が上がり、効果は３日程続きます。

14　身体のインプットとアウトプット

以前、栄養のバランスを考えて、一日に三十品目を食べましょうと言われていたことがありました。確かに栄養不足や偏りを補うために五大栄養素をきちんと摂ることや、三食きちんと食べようというのは一つの目標だったと思います。しかし、現代では、栄養の摂り過ぎで糖尿病や高血圧等の生活習慣病になる方が増えてきています。今は食品の量（カロリー）よりもむしろ、質や食べ方が重要になっています。化学合成の食品添加物は日本人一人あたり年間４kgも摂取していると言われています。

例えば、梅干は本来、梅と塩、そして色づけ用の赤ジソでできるものです。自分で作ってみて実感しましたが、最近の市販の梅干は、着色料や保存料、甘味料、香料等の人工添加物が多く入っています。お菓子のように甘い梅干は、私達日本人の長年の食生活からすると、ちょっと違和感を感じます。因みに我が家の梅干は赤ジゾを入れない白梅漬けですが、少し赤みがあります。自分で作ると何より香りが良く、嗅ぐだけでも癒されますし、おいしいです。このように身体にインプット（摂り入れ）する食べ物はなるべく有機・無農薬で無添加の物にして、質を高めることが大切です。

そして、次は食べ方を変える。量も年齢や運動量等に応じて増減させる。昨日は食べ過ぎたなと思ったら、次の朝は軽めにしたり、一食抜いたりして調整しましょう。また、栄養をきちんと身体にインプットするには、身体の吸収力も大切なので、よく噛《か》む・味わう・食べ物に感謝することが大切です。さらにアウトプット（排出）する力もインプットと同じ位に重要です。東洋医学では、氣・血・水の巡りを良くすることが健康の目安となります。氣が滞ると氣滞、血が滞ると血毒となり、水が滞ると水毒、食物が滞ると食毒となり、身体に停滞します。それらが悪さをすると種々の症状や病いとなって現れます。氣（ストレス等）は発散し、血はなるべく汚さず、女性は生理等できちんと排出する。水は尿、汗、息、涙等で出し、食べ物は大便として、きちんと出すことが大切です。便秘の方には、ビタミン・ミネラル・食物繊維の豊富な食べ物、定期的な運動等が必要で、食べ物の栄養を摂った後は、きちんと体外にアウトプットできる身体になりましょう！

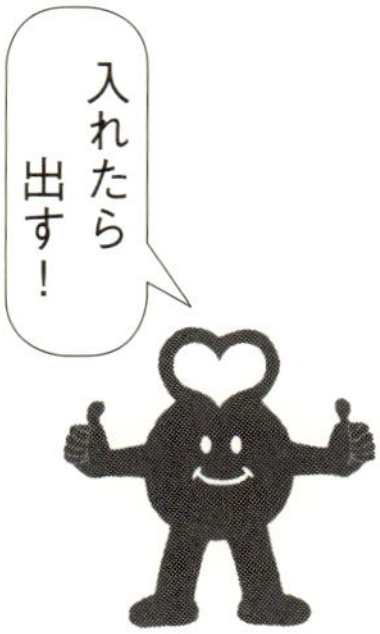

15 医（薬）食同源・クスイムン

沖縄には、クスイムンという言葉があります。意味は「身体に良く、薬となる食べ物」です。例えば、イカのスミ汁は、のぼせや高血圧、産後の回復に効果があり、サギグスイ（下げ薬）と言われています。沖縄の長寿の秘訣は昔ながらの食事にあるのでしょう。まさに医食同源、薬食同源ですね。健康には食が大切です。

東洋医学では、**病氣への対処法**として

一、食養生…食事は動物性を減らし、玄米菜食的にする。

二、鍼灸やツボ押しで身体の免疫力を高める。

三、漢方薬（和薬・ハーブも可）を服用する。

の三つを合わせた方法があります。内と外からアプローチができるので、効果的です。漢方薬は、証（身体の状態や病の段階）に合わせて、長く飲む「上品《じょうほん》」と、体調が崩れた時に飲む「中品《ちゅうほん》」、重い病氣の時に飲む「下品《げほん》」とに分けられます。

また、有機・無農薬や無添加の食品を食べていれば、化学合成添加物の身体への影響は減ります。人間の身体は六十兆の細胞からできていますが、その細胞は三ヶ月で変わると言われていま

す。そう考えると、食事を三ヶ月、無農薬や無添加の物に変えられれば、三ヶ月後にはより健康な身体になれると思います。また、玄米菜食・マクロビオティックの陰陽の食べ物表（Ｐ78参照）を参考に食事されるのもよいでしょう。本書には四象医学の考え方（Ｐ90参照）も載せてあるので、これらを参考に食生活を変えてみましょう。

東洋医学の三つの対処法

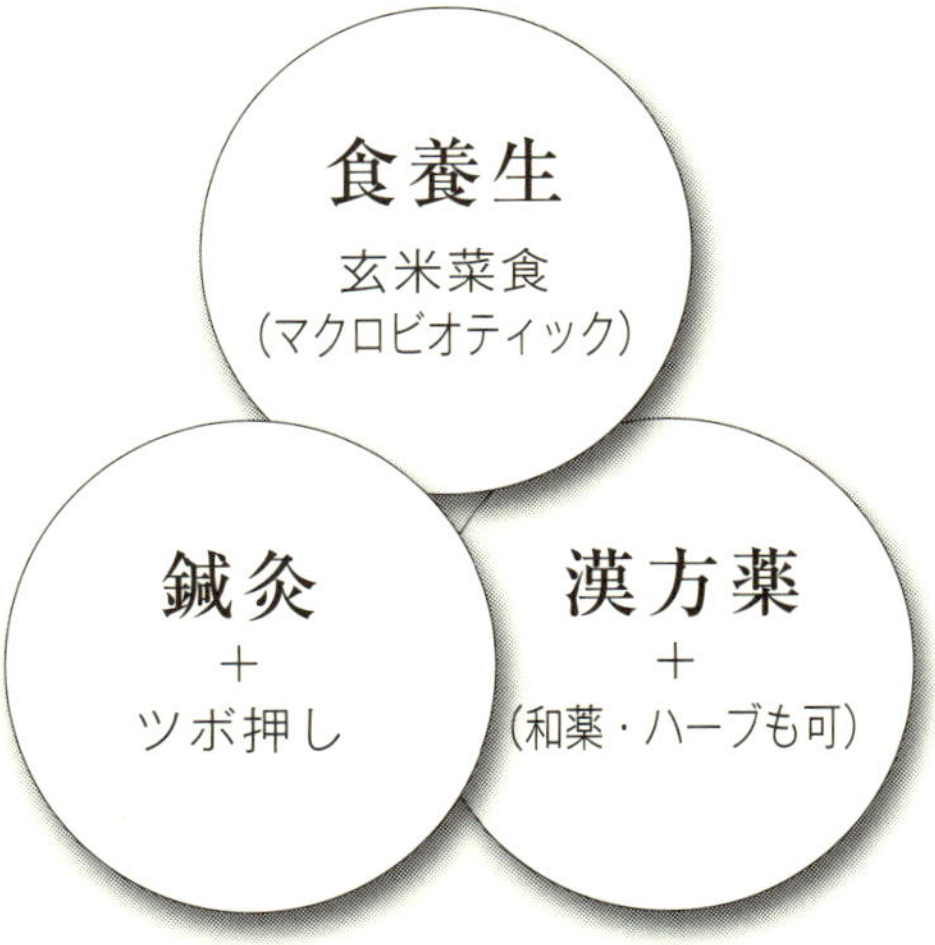
食養生
玄米菜食
（マクロビオティック）
鍼灸
＋
ツボ押し
漢方薬
＋
（和薬・ハーブも可）

16 アーバンパーマカルチャー的地産地消

最近、広まりつつある「パーマカルチャー」とは、オーストラリアのビル・モリソン氏とデビット・ホルムグレン氏によってまとめられた農的暮らしの永続的なデザインのことで、パーマネント（永久）とカルチャー（文化）、アグリカルチャー（農業）を合わせた造語です。農園の内部の配置デザインから社会全体までを、持続可能なものにしようという暮らし方です。昔の日本の里山の暮らしをイメージするとわかりやすいと思います。農的な暮らしは、やはり土がないとできませんが、小さくなら地方でなくとも都会でもできます。都会で行うパーマカルチャーをアーバンパーマカルチャーと言います。ベランダ、屋上や庭があれば、自分で植物を育てる。自分で食べられるハーブや野菜なら、楽しみも倍増しますし、鉢植えでもＯＫです。

以前借りていた市民農園の面積は約二坪ですが、パーマカルチャー的にデザインし、入口手前にらせん状にハーブを植えたハーブスパイラルを作り、乾燥が好きなローズマリーは一番上の南側、湿氣が好きなミントは一番下の北側に植えました。他にも、南向きに、キーホールガーデンという鍵穴の形をした通路を作り、作業効率を高め、面積を有効に使い、畑の上には腐葉土《ふようど》でマルチ（覆い）をして、雑草を防ぐ工夫やゼラニウムで防虫もしました。また、他の農園利用者とは、普段は接点がないのですが、農園を通して、「この野菜あげるわ！」とか「きれいね！」などとコミュニケーションがとれました。都会でも畑という場とシステムがあれば、地域の方々とのつながりや広がりができるんですね。市民農園は、まさに都会の〝地産地消〟と言えます。

　ただ、都会では土地の大きさに限界がありますので、私の夢は、今の神田の治療院で診療しつつ、東京近郊に畑などができる場所を見つけ、患者さんと一緒に畑仕事をすることです。雑草を抜いたり、土いじりをしたりしていると癒されます。太陽の下、畑で身体を動かし、汗をかき、採れたてのおいしい野菜や玄米を食べ、排泄し、夜ぐっすり寝られれば、健康でいられますよね。生物としての、人間のベーシックな生活ですね。まずは、ハーブや野菜を鉢植えからでも始めてみましょう！

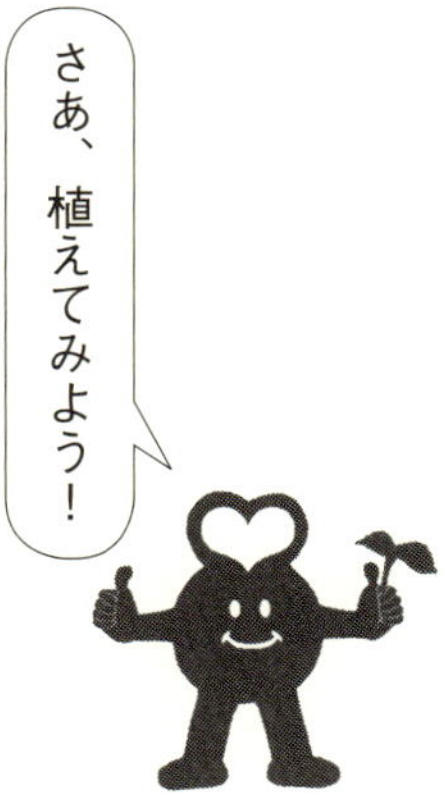

17 農的なくらしのいやし

私の考える農的くらしとは、当たり前に陽に当り、空気を吸い、水を飲み、食べ物（なるべく自然に近い形で作られた）を食べ、畑を耕し、汗をかき排泄する。そして夜になったら寝るということだと考えています。現代社会はそんな風に生活をするのが難しく、あまりにも自然と離れすぎたが故に、多くの病を生み出していると思います。

単に昔に戻ろうということではなく、昔の良い所を取り戻した形の農的くらしを楽しみましょう！　ご自分の周りに土があれば耕し、植物を育てる。土地がなくても、小さなハーブ苗を一つでも自分で育てられれば、農的なくらしに一歩近づきます。そして、できれば種から蒔《ま》いて育てる。芽が出て、つぼみが膨《ふく》らんで、葉が開き、成長する。花が咲き、実がつく物もあります。前項で紹介したパーマカルチャーでは、事象を深く観察します。じっくりと観察すると植物のすばらしさ、無駄のない造形や美しい色、生命力の強さを実感でき、自然はすごいなぁと癒されますよ。

最近、「半農半《はんのうはん》X《エックス》（農業半分、別の仕事半分）」という生き方や「脱成長」、「ダウンシフターズ（減速生活者）」が注目されています。日本は経済大国ですが、住居はウサギ小屋と海外から揶揄《やゆ》され、通勤は〝痛勤〟と言われ、年間の自殺者が約三万人、それが十年以上続いており、けっして生活大国ではありません。そんな状況に疲れ、絶望を希望に変えるように、過疎地や地方、海外に転居したり、都会と田舎の交流を深めたりと農的生活へとシフトしている人が増えています。そういう意味では、今が農的な社会へのターニングポイントになっているのかもしれません。

　また、放棄される農地の問題や失われてしまう日本の文化をどう守っていけるかという問題もあります。東京・池袋で「たまにはＴＳＵＫＩでも眺《なが》めましょ」というオーガニック・バーを営んでいる高坂勝《こうさかまさる》さんは、千葉県の匝瑳《そうさ》市で無農薬のお米と大豆等を育てると共に、「ＳＯＳＡＰＲＯＪＥＣＴ」というＮＰＯも運営していて、都会の人との交流や移住のサポートをしています。日本各地でこのような動きが加速度的に進んでいます。都会で肉体的、精神的に疲弊《ひへい》した人は、土に触れることによって、癒され元気になり、健康を回復していきます。

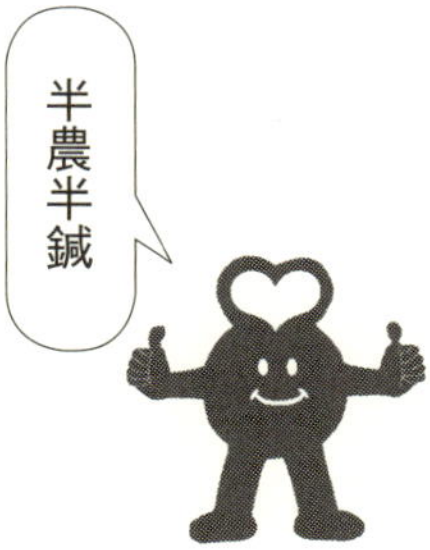

18 ビバ！ ブラウンライス

お米は八十八回、人の手がかかっているので、「米」と書くと言います。確かに、お百姓さんが田んぼを耕し、水を入れ、種籾《たねもみ》を蒔いて、苗を育てて、田植えをする。何度か雑草を取り、実った稲を刈り、干し、脱穀するとその位は優にかかりますね。ブラウンライスは玄米の英名です。ホールフード（全粒穀物）として、タンパク質やビタミンE・B群、カルシウム、リン、鉄分、カリウムなどのミネラル分が豊富に含まれています。食物繊維も多く、便秘の方には特にオススメです。また、精白していない分、白米等より割安で、栄養価も高く、一石二鳥です。江戸の初期までは、雑穀や玄米を主食としていましたが、元禄時代には白米が主流になり、江戸患《わずら》いと言われる脚氣《かっけ》が流行したそうです。脚氣はビタミンB1の不足から来るもので、療養の為に江戸を離れ、玄米を主食としている箱根を越えた辺りまで来ると改善したと言われています。玄米は漢薬（生薬名、粳米《こうべい》）としても使われ、身体を滋養し、渇《かつ》（喉の渇《かわ》き）を止める作用もあります。

お米の炊《た》き方としては、土鍋、圧力釜、炊飯器の順でオススメですが、まずはご自分のやり易い方法でよいでしょう。ただ、玄米は白米を炊く時よりも水を多くし、つける時間を長くしたり、炊く時に自然塩やニガリを少し入れるなど工夫されると、軟らかく、おいしく炊けます。そして、食事は主食の米5対副食5で、副食は野菜や海草3対豆類1対動物性1を目安に各自で調整してください。玄米が合わない方は、七分づきや白米にヒエやキビ・古代米（赤、黒）・麦等の雑穀を混ぜたりしてもよいですよ。また、稲作の水田には天然のダムとして、保水効果があり、自然環境の保全機能もあります。よく噛《か》んで、ムダなくご飯をおいしく食べることで、環境保護にも貢献できます。

理想的な食事の割合

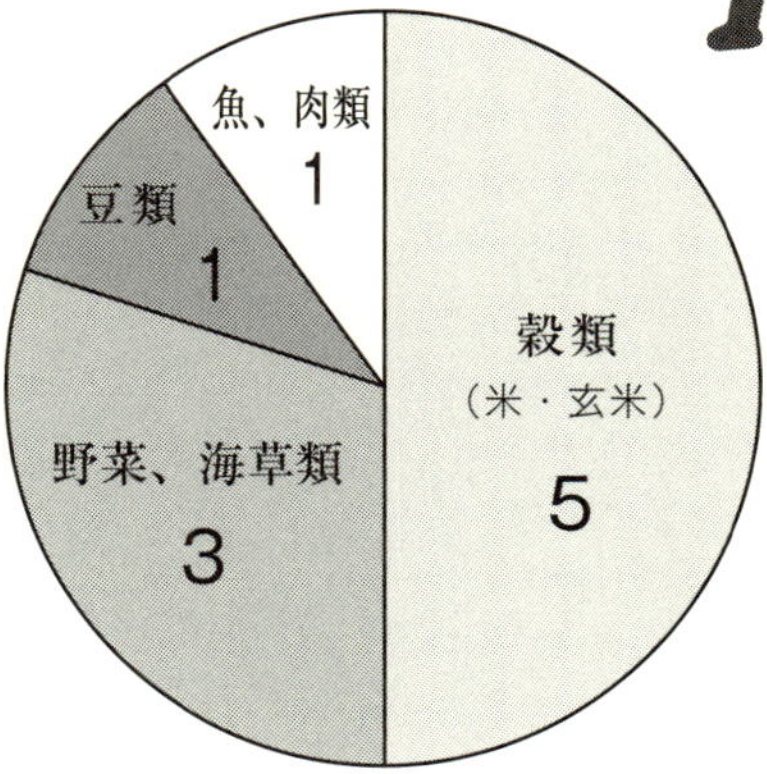

19 医者の不養生の意味

「医者の不養生」という言葉があります。患者さんには養生しなさいと言うのに、医者自身は養生していない、という本来の意味から転じて、正しいとわかっていても、実行が伴わないことを意味するものです。しかし、私はもう一つ違った意味を付け加えたいと思います。それは、医者は患者さんのセルフケア・養生を代行できないという意味です。私の治療では鍼《はり》や指圧・マッサージで身体の緊張を緩め、氣や血の流れをよくする。また、お灸で温めたり、エネルギーを補ったりして、患者さんの状態を悪くせずに、よい方に転換するきっかけを作ります。そこから、さらに継続してよくなる為には、患者さんのセルフケア・養生がとても大切です。ある意味、治療でよくなるということは、治療者と患者さんとの共同作業で、身体の自然治癒力を最大限にすることだと思います。

疲れた方は休息を。冷えた方は温め、冷やさない。日頃食べ過ぎている方は食養生をし、食べ過ぎない。患者さんにお聞きすると、「そんなに食べていないのよ」と言われますが、「そんなに」が「どんなに、どの位」なのかが問題なのです。大概、悪くなっている場合は食べ過ぎていますし、その方にとってはあまり摂らない方が良い食べ物（乳製品、大豆、肉類等）を食べている場合もあります。他の人の量と比べるよりも自分自身の適量で判断するべきです。なぜなら、一人ひとり体質も体調も違うので、他人と比べて少ないと思っても、意味がないからです。

また、無農薬・有機や自然食だからといっても、カロリーを摂り過ぎれば、糖尿病にもなりますし、オーガニックビールも飲み過ぎれば、痛風になります。そうは言っても無理をしたり、身体に悪いことしたりしてしまうのが人間ですので、無理をしたら、積極的にセルフケア・養生をして上手くバランスを取りましょう！

「養生」は生を養うと書きます。病氣や体調不良になってから行うものではなく、健康な時から行えば、病氣になりにくいし、なっても軽くて済みます。また、病氣の方は養生することによって、体質の弱い部分を補えるようになります。そして、病氣が治っても実践し、身体が氣持ちよいと喜ぶように行うのがセルフケア・養生なのです。

20 ヨガるライフ

日本では一般的に、身体を動かすのがヨガだと思われています。しかし実は、身体を動かすヨガはパタンジャリという人が体系化した八つの修業法の内の一つであり、座法・体位（アサナ）のことを言います。

私が通った沖道ヨガの神田・ファミリーヨガのインストラクターコースでは、考え方の講座と体操法の二本立てでした。その講座で、八つの修業法の第一段階は、禁戒《きんかい》（ヤマ）勧戒《かんかい》（ニヤマ）であり、禁戒は「殺すな、害するな、傷つけるな、いじめるな。あらゆるものを生かすようなことをいつも考えなさい」。他には、「邪欲を持つな。運命をそのまま受け取り、それが苦しいものでも、その苦しみの中に縁《えん》やチャンスを感じ、それを自分らしく生きていく糧《かて》にする事」などがあります。勧戒は「心身を清らかにし、満足すること。足るを知りなさい。自分らしく生きなさい。今自分に与えられているものが、今自分にとっていちばん必要なものなのです」。「不安があれば何が不安なのかを見極めよ。喜怒哀楽の感情に流されるな。そしてより良く生きていく訓練をせよ。良い知識・智恵を身に付けよ」とあります。因みに沖道ヨガでは、従来の八つの修業法に加え、「自他を尊ぶ心」と「真の喜びを身心で感じる」の二つがあり、十段階になっています。

今の生活は自分で決定し、選んでいるように思えても、周りの環境や家族、他人に影響されている事が多々あります。自分自身や自分の生き方を顧《かえり》みて、自分に合ったことをすることが大切です。

そこで自分で自分をコントロールするユニークな方法を一つ紹介します。「今あるものをないと仮定する」方法。お金、仕事、パートナー、親、家、目、耳、手、生命がなかったら…？　今あるものを大切にしますよね。また、逆にないものは、「今は別な所にあるのだ」と思えれば、今を肯定的に生きられるでしょう。ヨガには、他にも多くのよい教えがあります。今の世の中、お金や物質に関することが多く、息苦しさを感じますね。宗教や精神世界すら、お金の方に寄っています。私達はもっとヨガの本質的な考え方を学ぶ、広める必要があるのではないかと思います。私もヨガをして、生活スタイルを変えていきたいと思います。

21 ココロのヨガ

体操のヨガが、「身体のヨガ」とすると、考え方のヨガは「ココロのヨガ」でしょう。以前、ヨガの最後に「くつろぎ（シャヴァ・屍《しかばね》）のポーズ」をしていたら、〝過去は未来ほど重要じゃない〟と頭に浮かびました。今、現在も重要だと思いますが、それは未来の入口だから。過去は変えられませんが、まだ未来は変えられます。さらに、もっと言うと、実は、過去も変えられます。人は自分の考えるよい未来が実現、もしくは実現しなくとも、現在が満足できれば過去も変えられます。なぜなら、今の自分の過去は事実よりもイメージが強いので、思い込みが入っているからです。例えば、今「成功」している人は、過去の「失敗」を正当化できます。過去を肯定するには、自分の考える「よい」現在・未来を手にできればよいのです。ヨガ教室でもらった脊《せき》髄《ずい》麻《ま》痺《ひ》の画家、**星野富弘さん**のポストカードに、こうありました。

「いのちが一番大切だと思っていたころ　生きるのが苦しかった
いのちより大切なものがあると知った日　生きているのが嬉しかった」

いのちよりも大切なものって、なんでしょうね。

私のオススメの映画に、『コンタクト』（原作カール・セーガン、ジョディ・フォスター主演）があります。内容は人類が地球外知的生命体とのコンタクト（接触）により、「人類は発達途上で、助け合い協力する優しく、美しい夢もみるが、差別や戦争などの恐ろしい夢もみる。孤独に苛《さいな》まれているが、孤独を癒してくれるのは、お互いの存在なのだと、また、我々がいかに小さな存在で同時にいかに貴重であるか。我々はより大いなるものの一部であり、その大いなるものに対する畏敬《いけい》の念と希望を感じてほしい」というメッセージをもらうというものです。

同じように、私が落ち込んだりした時に考えると、少し氣が楽になる考え方を紹介します。広大な宇宙には銀河系が複数あり、知的生命体が存在する可能性があるそうです。もし、まったく同じ条件で地球みたいな星がもう一つあって、進化もまったく同じなら、自分とそっくりな人が、別の星でもまったく同じように生活している。こう考えるとなんか一人じゃないし、今の自分を客観的に見られて楽しい感じがします。

別の星の自分にがんばろうな！　なんて声をかけてみませんか？

○

22 アース式ウォーキング

ウォーキングは、道具もいらずにすぐにできる有効な有酸素運動です。日常、ジム等に通わなくても、通勤や買い物時にもできます。毎日三十～四十分できれば理想ですが、週に二～三回でもできればよいです。その際、だらだらと歩くのではなく、左記のように、ふくらはぎや太ももやお尻、背中への刺激を意識して歩くようにしましょう。また、なるべく、十～十五分（信号などで少しだけ休むのはＯＫ）続けて歩いた方が血液循環もよくなり、身体が温まります。片道十五分の所を目的地にすれば、折り返して三十分になります。時間の無い方は、通勤時に、一駅分歩いたり、なるべくエスカレーターやエレベータを使わないようにします。主婦の方は、少し遠くの公園や施設にも歩いて行くようにしましょう。意外と遠くでも歩けますし、氣持ちよく、カロリーも消費できます。

アース式ウォーキング（歩く時の重心の置き方に注意する）

①きちんと踵《かかと》を付き⬇②重心は内くるぶしの下、土踏まずの下辺《あた》りを意識する⬇③親指でしっかりと蹴《け》る。腰の所に刺激がくれば、腰痛緩和や便秘の解消にもなります。ふくらはぎの上下も意識できるとさらによいでしょう。

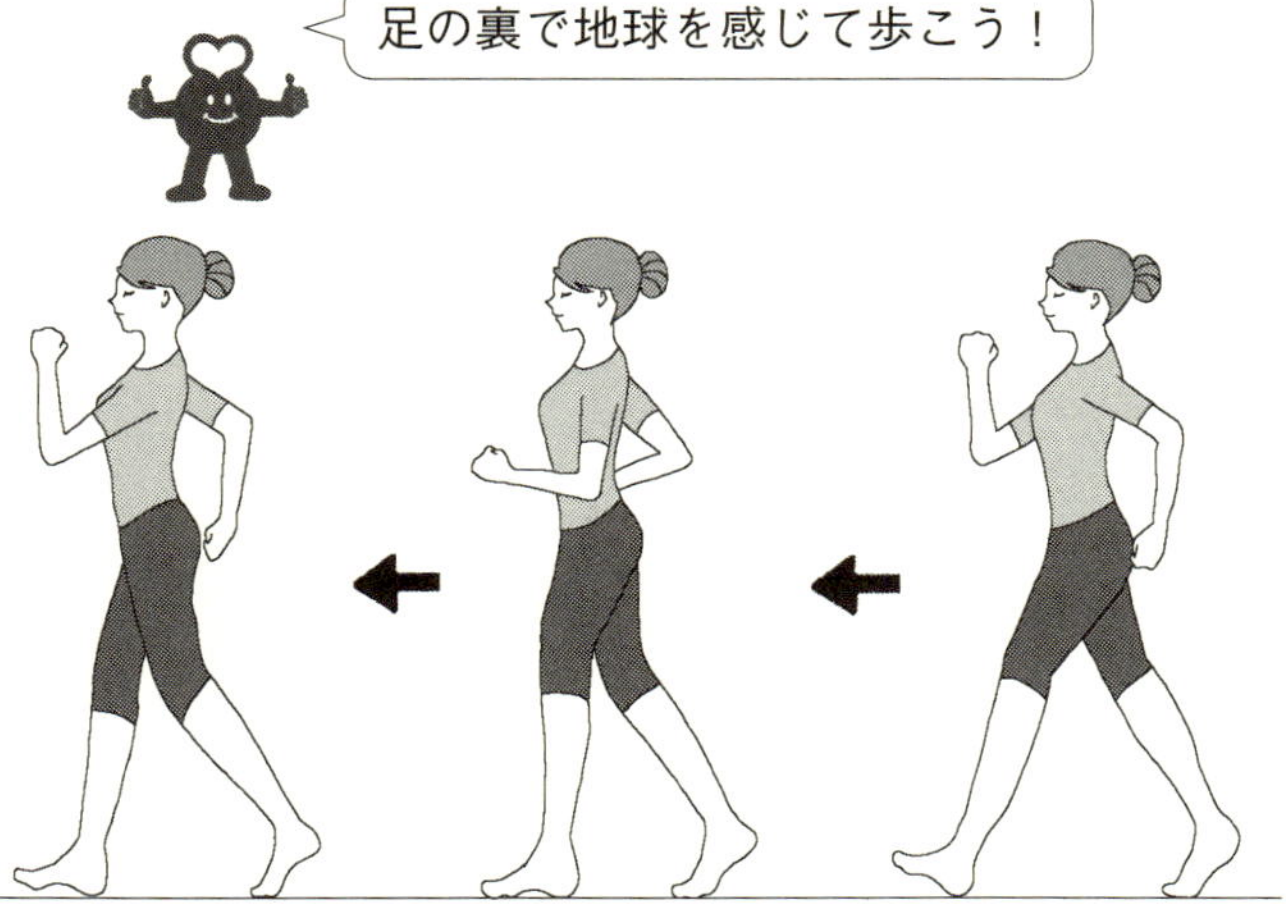

※P29の「正しい姿勢」同様に上半身はリラックスし、腰の入り具合、大腿の裏側の伸び、ふくらはぎの上下を意識して歩く。

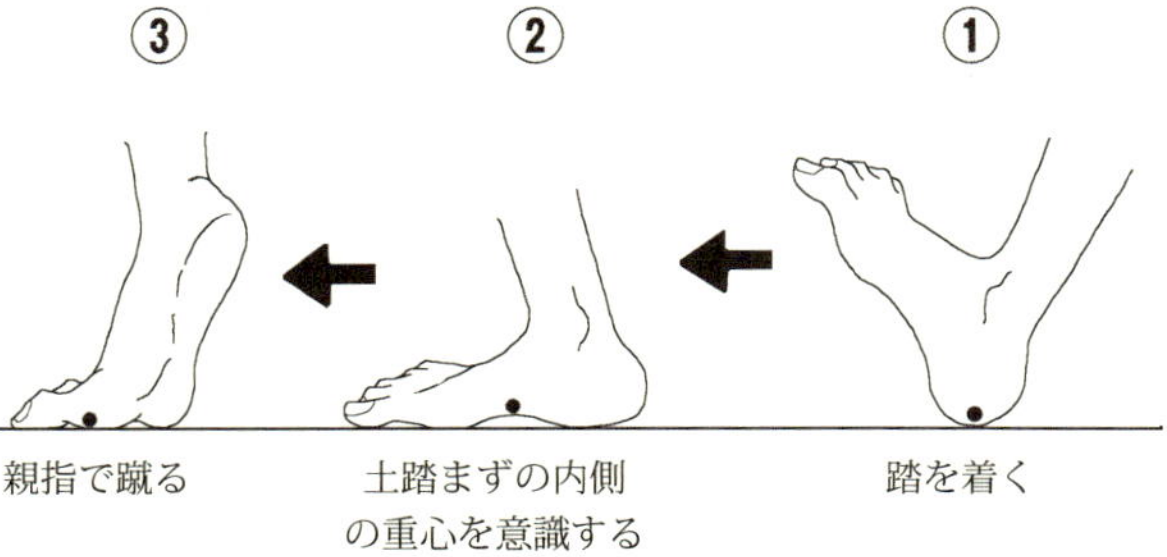

○

23　少欲知足《しょうよくちそく》

「足《た》るを知《し》る」。皆さんは満足されていますか？　以前、お料理屋さんで食事をした時、ふとお椀《わん》の裏蓋《うらぶた》を見ると、「口」という字を中心にして「吾・唯・足・知」の四文字が時計回りに書いてありました。「吾《われ》、唯《ただ》、足《た》るを知《し》る」深い言葉ですね。雨露《あめつゆ》がしのげ、食事ができ、暖かい布団で寝られることが、どんなに幸せなことか。地球の資源が有限ならば、無制限な経済発展や資源の浪費は人類（地球）にとって、好ましくないでしょう。右肩上がりの成長はいつか破綻《はたん》がきます。

未来の子ども達や世界の飢《う》えている人達の事を考えられれば、私達が慎《つつ》ましやかに暮らすことがいかに大切かがわかります。アメリカ先住民の言い伝えに、地球は未来の子孫からの借り物であるから、七世代後のことを考えて、慎重に行動するという教えがあります。私達の今の生活は未来を考えているのでしょうか？　例えば、原子力発電所の使用済み核燃料のゴミは、処分の方法も場所もないまま、七世代以上後の子孫に問題を残してしまいます。

もちろん、今を楽しむことは大切ですが、楽しむことは資源やお金を使わずにもできます。大切なのは、知足。「あぁ、満足しました。有難うございました」と自分が思えれば、他の人がどう思おうと関係ありません。今の社会は他人の価値観に動かされすぎです。ブランドものやカロリーの高いもの、生活全体がメタボリックになっていませんか？　欲と消費を減らし、足るを知ることができれば、かえって生活は豊かになります。物不足の時代を知らないからそう言えるんだと言われそうですが、私自身のこれまでの経験で心からそう思います。

フィリピンのネグロス島に有機・無農薬バナナの研修に行った時、帰り際に現地の子どもにもらった木の実と拾ったビニール紐で作ってくれたネックレスはかけがえのない宝物でした。できれば、多くの人が消費や拡大一辺倒の方向から自分を解放し、今のライフスタイルを変えられればと願います。そうすればもっと暮らしやすい社会になります。まぁ、頭であれこれ考えるより、そう感じたいですね！

24 みんなの更年期

　更年期というと、普通は女性の生理が止まる前後の数年のことを言います。日本の女性の場合、四十五〜五十五歳の十年間で、早い方で三十五歳、遅い方で五十八歳位の場合があります。経過はまず月経周期の乱れから始まります。月経の量が減り、一〜二ヶ月飛び、間隔が短くなり一ヶ月に二回ということや、わずかな量の出血がダラダラと続く場合などがあります。こうした月経不順が半年〜一年と続き、月経が一年間無い状態を閉経と言います。

　東洋医学では二千年前の『黄帝内経《こうていだいけい》』という書物に、女性は七の倍数、男性は八の倍数で身体が変わると書かれています。つまり、女性は七歳で女の子らしく、初潮は十四歳頃、二十八歳頃が身体機能のピークで、四十九歳頃に閉経になり、だんだんと老化していきます。男性は十六歳頃に思春期で声変わり、三十二歳頃で身体機能のピーク、四十八歳頃に性機能の衰えを感じ、五十六歳頃に老化が本格化するとあります。最近では、男性にも更年期があると言われていますし、男性もホルモンの変調により、やる氣が出なかったり、疲労が回復しにくかったり、他にも排尿困難等の体調の変化が現れます。

　実は、変わり目という意味での人間の体調の変化は、老若男女にかかわらずあります。少年期から青年期の声変わりや体格の変化等の第二次性徴は、いわば少年・少女の更年期なのです。

因みに閉経は英語でメノ（＝月経）ポウズ（＝閉止）menopause、更年期はラテン語で、クリマクテリウム（クライマックス）climacteriumで、「改まる、甦《よみがえ》る時期」を意味します。確かに女性は、ホルモンの影響で更年期症状がきつく大変です。生理の回数が多く、寿命も延びた現代は昔よりも更年期症状が一・五倍重くなっているそうです。

そんな辛い更年期ですが、新しい身体に変わり、甦る過程での脱皮の苦しみと考えられれば、少しだけ心の余裕ができるかもしれません。それだけ、大きな変化なのです。また更年期は、今までの生活を見直すチャンスにもなります。バリバリ仕事されている方は、ペースダウンも必要です。今まで頑張った自分の身体をいつくしみ、感謝し、ストレスを減らす。さらに、セルフケアでツボ押しやお灸などを日常的に行えば、身体もよくなりますし、更年期以降の身体の変化にも対応でき、ソフトランディングできるでしょう。

25 生老病死《しょうろうびょうし》

困った時に「四苦八苦《しくはっく》する」と言う言葉の「四苦八苦」は仏教用語が由来です。仏様は人には四苦（生老病死）があると言われました。人は生まれ、老いて、病いになり、死ぬという苦しみ。生まれることは、本来は喜ぶべきことですが、いろいろな業《ごう》（宿命等）を背負って生まれるという苦しみもあります。老いることは、生を受けたものの宿命で、いくらアンチエイジングを叫んでみても、進行は止められません。病は防げるものと防げないものがありますし、無病息災よりも一病息災の方がセルフケア・養生を心がけるので、かえって長生きできるかもしれません。死は悲しいものですが、これも生を受けた者の宿命です。月並な言い方ですが、死があるからこそ、今をよりよく生きよう、今生きていることに感謝しようとも思えます。

因みに四苦八苦の八苦は、「愛別苦離《あいべつくり》」…愛する人と別れなければならない苦しみ。「怨憎会苦《おんぞうえく》」…嫌な人にも会わなければならない苦しみ、「求不得苦《ぐふとくく》」…求めても得られない苦しみ。「五蘊盛苦《ごうんじょうく》」…衣食住や恋愛など、生きていく上での苦しみがあります。

また、仏教では四苦八苦の苦しみから解放される方法の「八正道《はっしょうどう》」を説いています。八正道とは、「正見《しょうけん》、正思《しょうし》、正語《しょうご》、正業《しょうごう》、正命《しょうみょう》、正精進《しょうしょうじん》、正念《しょうねん》、正定《しょうじょう》」それぞれ、正しい見方、正しい考え方・判断。嘘・悪口・怒声を使わず、正しい言葉を使う。殺生・盗み等の悪事をせずに、正しい生業で生きていく。生命を正しく使う。正しいことを一所懸命に、何事も心を込めて行う。深く考え、正しく生きる教え、生き方を念じて生きる。正しく心を整えて、いつでも乱れず構えなさいと説いています。

今生きて近くにいる人を大切にする。自分の生命も生き生きと過ごす。**相田みつをさんの『にんげんだもの』**（文化出版局刊）に好きな一首があるので紹介します。

子供へ一首　「どのような道を　どのように歩くとも
いのちいっぱいに　生きればいいぞ　みつを」

これは私が進路に悩んで、悶々《もんもん》としていた時に読んで、勇気をもらった一首です。本当に苦しかったら逃げてもいいいんだよ。生命を傷めてまで無理することはないいんだと思いたい。人間は病むことによって、バランスを取ることもあります。幸せな生老病死を送れるように、手助けするのがセルフケア・養生だと思います。

26　生きていれば、治療できる

アフガニスタンで医療支援や灌漑《かんがい》工事をしているペシャワール会の中村哲医師は、「とにかく生きておれ！　病氣は後で治す」とおっしゃっていました。「良医《りょうい》は国を治《ち》す」という言葉がありますが、私も日々の治療を通じて、将来の子どもの世代がよりよく生きられるような世界にしたいと思います。

今、自分に小さな子どもがいるということもあり、「乳幼児の虐待《ぎゃくたい》（死）」についてよく考えます。あまりに悲しいニュースが多く、悲惨《ひさん》で他人事に思えません。アフガニスタンの状況とは違いますが、乳幼児の虐待でも、中村医師が言うように、生きていれば何かできると思います。虐待してしまっている方は、子どもを救う手段を、他人に相談する勇氣を持ってください。

私がずっと考えているのは、なぜ虐待するのかということですが、週刊誌の専門家のコメントで、「普通、親というのは、子どもに幸せになって欲しくて、子どもを産むものですが、今の親は自分が幸せになりたいから子どもを産む。子どもさえ産めば、幸せになれると思っている。ところが、実際に子どもを産んでみると、子育ては大変で、育児ストレスは膨《ふく》らみ、『子どもが自分を幸せにしてくれない』と氣づく。そしてその鬱憤《うっぷん》を子どもにぶつける」とありました。確かに、現代社会は、核家族の中での出産・育児で親子共に大変です。子育て支援といっても名ばかりで、社会自体がストレスフルで親子に対して冷たいものです。しかし、そのストレスを絶対的弱者である、自分の子どもに（それも本来、保護すべき役割の大人が）ぶつけるのは、子どもという存在に対して、失礼だと思います。

乳幼児虐待には、過去に自分も同じく虐待を受けていた〝虐待の連鎖《れんさ》〟もあるということです。また、実の親以外に、内縁関係や親の恋人からの虐待もあります。そんな中、ネットを見ていたら「あなたはあなただよ（虐待を止められるのはあなた）」という言葉で、連鎖を止められたという体験談を見つけました。どうか絶対的弱者の乳幼児・子どもが笑顔いっぱいで過ごせますように！　虐待してしまっている大人が正氣を取り戻せますように！　子どもも大人も生きていれば何かができるのですから。

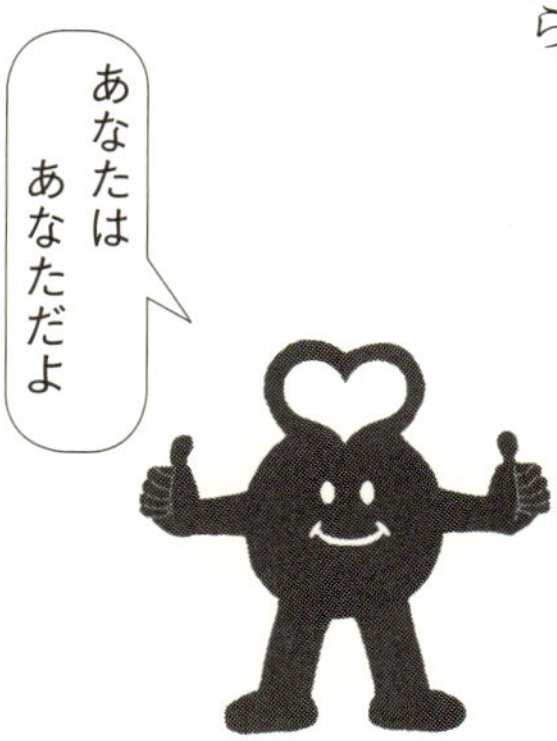

27 笑い泣きで免疫力アップ！

落語や漫才などで笑うと免疫力がアップすると言われています。大学の先生の研究でも副交感神経が活発になり、白血球の数が増えるとのことです。まぁ、単純に考えても笑うと氣持ちよいですよね。それを大学の先生が大まじめに研究しているのも笑えますね〜。私も日頃から、氣持ちの良い治療を心がけています。ツボを押して氣持ちよいとか、快《こころよ》いことは笑い同様、副交感神経を高め、身体の免疫力アップに繋《つな》がります。

落語にはただただ可笑しい馬鹿っ噺《ばなし》もありますが、止むに止まれずに罪な事をしてしまう人情《にんじょう》噺《ばなし》もあります。落語の会ではトリに真打ちが登場し、人情噺で、ホロッと泣かされます。笑いは免疫力も上げますが、人情噺の涙も副交感神経を刺激し、免疫力を上げます。よく、感動する映画を観て涙した後に、すごくスッキリした経験があると思います。アレです。

因みに落語には『強情灸《ごうじょうきゅう》』、『太鼓腹《たいこばら》』や『疝氣《せんき》の虫』という鍼灸や東洋医学に関する噺なんかもあります。私は、故立川談志師匠が好きで良く独演会に行っていました。好きな噺は『芝浜《しばはま》』です。師匠は生前「落語とは人間の業《ごう》の肯定だ」とおっしゃっていました。そして、その業が地球環境を破壊するまでのものになるとは思っていなかった。どこかで〝人間の幸せ〟の基準を作り、欲望を抑制し、生活ができる環境を守ることが必要じゃないのかとおっしゃっていました。

同感です。まぁ、硬い話は別にして、落語は本当によいので、是非一度、生で聞いてみてください。

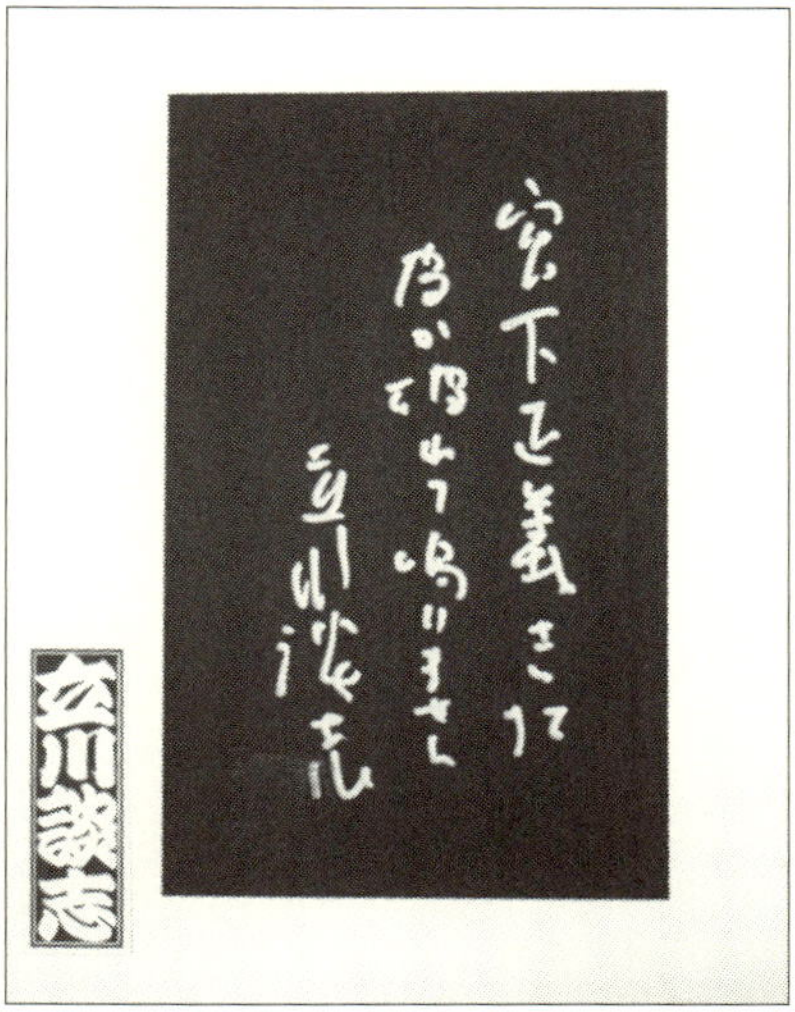

談志師匠の独演会で鍼灸師と言ったら書いて頂いたサイン。『太鼓腹』という噺の落ちで「皮が破れて鳴りません」とあります。

28 断食のススメ

以前、通っていた沖道ヨガのファミリーヨガで、半断食《はんだんじき》の合宿がありました。半断食ですので、完全に食を断つことはせず、普通の三分の一の食事にします。朝食は梅醤番茶《うめしょうばんちゃ》・葛湯《くずゆ》などの飲料のみで、昼食は、玄米半膳《ぜん》、ティーカップソーサーの器にきんぴらや、青菜、浅漬でお味噌汁も半分の量になります。夕食は麺類に、昼と同じ量のおかずで、昼、夜ともに食前に朝食で摂ったのと同じ飲料を飲みます。そこで感じたのは、普段の食事をいかに早く食べていたかと、良く味わっていなかった、ということです。量が少ないと大事に味わって、良く噛《か》んで食べます。

半断食では、食べ物の陰陽（身体を冷やす物と温める物）を感じて食べたり、自分の身体の陰陽を判断して食べ物を選んだりと、身体の感覚と対話しながらの食事が面白かったです。私は元々、胃が丈夫な方ではないので、普段から玄米菜食に近い食事ですが、さらに小食にして良く噛むことは、身体への負担軽減になります。さらに進めて、断食をすると、胃腸を休ませることにもなります。体調が悪い時は、無理して食べるよりも、一食抜いたり、一日ほとんど抜いたりするのもよい対処です。合宿前に、背中の胃の後ろ辺りの皮膚がざらついていたのが、半断食でよくなりました。胃によい休息ができたのだと思います。因みに、私は朝食を摂らない方が、調子がよかったりします。日本でも昔は一日二食だったこともありますので、「朝昼晩三食きちんと食べましょう！」は基本ではありますが、絶対ではありません。自分にとってどんな食事法がよいか、半断食や断食を通して考えてみませんか？

食養生は基本ですが、「食わぬ養生」というものもあります。熊本の公立菊地養生園を創られた医師の竹熊宜孝《よしたか》先生は、お正月に断食会をしたり、「食を断って平和を知る」や「品物の山で病となる これ癌《がん》といえり」等、食べ過ぎに警告をされています。俗に「腹八分目に医者いらず」と申します。年齢が上がれば、代謝が落ちていきますので、六分でもよいです。本格的な断食は指導が必要ですが、一日位なら自分でもできます。食事は個人個人の体質やライフスタイルに合わせて、摂るか摂らないかの判断が必要です。沖道ヨガの創始者沖正弘先生は「信じるな疑うな」と言い、実際に試すことが大切だと言われています。

29　イキイキ

「呼吸」という言葉は、吐いて吸うという順序になっています。以前、通っていた心身統一合氣道の氣の研究会で習っていた氣の呼吸法も、この順序でした。呼吸法もいろいろあるので、ご自分にあった方法をされるとよいでしょう。呼吸には大きく分けて二つあります。一つは、肺から外へ吐き出す「外呼吸」。もう一つは、肺に入った酸素を、血流にのせて全身くまなく毛細血管の隅々にまで送り、また、そこに生じた二酸化炭素や老廃物を肺まで運びかえる「内呼吸」です。「氣の呼吸法」とは、外呼吸と内呼吸を同時に行う全身呼吸法です。「氣の呼吸法」では、呼吸を整えることにより、精神を安定させて健康を保てるようになります。

氣の研究会創始者の藤平光一《とうへいこういち》先生作、誦句集《しょうくしゅう》（会員向け小冊子）より、

「氣の呼吸法　出《い》づる息は天地よろず世に及び、入る息は腹内の寸分のうちにおさまる。氣の呼吸法は、心身統一の秘法である。夜来、天地静まり寂《じゃく》として声なき時、独りこれを行えば、我れが天地か天地が我れか、即ち、天地と一体となる至妙境《しみょうきょう》に至る。この時、人間本来の生命力が、最高に活動するのである」とあります。

私が当時習った「氣の呼吸法」は、

一、全身のムダな力を抜き、リラックスした状態で正座（できない場合は椅子でもＯＫ）する。手は膝の上に軽く握って置く。

二、静かに息を口からハァーと吐く。頭のてっぺんから、胸・腹・足・足先まで順番に息を吐き切る意識で行い、お腹をへこませ、吐き切る時に少し上半身を前傾し二秒間（呼吸も）静止する。

三、鼻からスゥーと吸う。天地自然の精氣を体内に吸収するイメージで、足先から入って、足、腹、胸、頭と徐々に上身体を元に戻し、空氣が満ちる意識で行い、お腹を膨《ふく》らませ、吸い切ったら、二秒間静止する。

四、この息を出づるに任せ、入るに任せを繰り返します。ひと呼吸を三十〜四十五秒で、一回十五分間行う。（できなければ無理をせず、段々と長くしていく）

リラックスした心身統一した姿勢で息を吐けば、吸う息は自然に入ってきます。なかなか静かな環境でできないかもしれませんが、前記のような状況をイメージし、吐く、吸うことに意識を集中させることが重要です。イキイキと生きる為に息をしましょう！

30 お灸de温活

お灸は身体のツボに温熱刺激を与えることで、血流をよくして、免疫力を高める治療法です。古くから行われ、家の軒先でおじぃちゃんやおばぁちゃんがしていたり、お寺で弘法《こうぼう》の灸、ほうろく灸などをすえたりと親しまれています。松尾芭蕉も『奥の細道』で、「足の三里に灸をすえ」と詠《うた》いました。歩き疲れや胃腸の不調によい「足の三里」のツボとお灸は昔から庶民に親しまれていたんですね。そのお灸を使って温活をしましょう。

温活とは、積極的に身体を温める活動のことを言います。現代社会はエアコンの普及や薄着、季節感のない野菜の摂り過ぎ等で身体が冷えています。また、パソコンやデスクワークで身体を動かさないので、ほとんど筋肉を使わず体熱の生産もされません。同様に、入浴もシャワーだけで済ます習慣だと、温まらずに低体温の人が増えるのも必然でしょう。身体が冷える⬇血行が悪くなる⬇筋肉がこる⬇循環が悪くなる⬇身体が冷えると悪循環になっています。その悪循環を断ち切るのがお灸de温活です。

お灸について

【効　果】

一、身体が温まり、血行がよくなり、疲労物質や老廃物をなくし、むくみや関節痛、筋肉痛を和《やわ》らげます。

二、白血球が増加し、免疫力がアップ、丈夫な身体を作ります。

【種　類】

一、直接灸：ツボに直接お灸をするタイプ

二、間接灸（隔物灸《かくぶつきゅう》）：ツボの上に生姜《しょうが》、ニンニク、塩等を置き、その上から間接的にお灸をするタイプ

【しない方が良い場合】

・熱がある、空腹時、飲酒後、食前食後三十分以内、運動直後、入浴直後、感染症、糖尿病の方、妊娠初期（特に三ヶ月以内）、皮膚アレルギーが出ている場合

【してはいけない場所】

・顔面、頭部、化膿《かのう》、炎症、外傷、口の中等の粘膜のある所。糖尿病の方の傷部、妊娠中の腹部

【注意事項】

・強過ぎると、火傷する場合があります。熱過ぎないように、氣持ちのよいところでやめましょう！

・もし、一回で熱さが足りない感じがあれば、さらに二～三回お灸してください。

・むくみや冷えの強い人は、お灸の熱さを感じにくいので、やり過ぎに注意してください。

・糖尿病の方は火傷や化膿が治りにくいので、行う場合は軽めにしてください。

・一回に計四ヶ所位、一ヶ所につき一～三回を目安にしてください。

・火の始末に注意！　水を貯めたお皿などを近くに置き、すぐに消せるように！

【火傷した場合】

・まず冷やす（流水や桶に水を溜めて）。

・水泡はつぶさないでください。

・民間療法では、アロエを当てて、冷やすのもよいとされています。

・漢方では、紫雲膏《しうんこう》という薬が、火傷、切り傷、あかぎれ等に使われます。

温活の種類

一	食事（玄米菜食的）	毎日の温活	生姜、ネギ、ニンニク、根菜などを摂る
二	アース式半身浴・湯たんぽ ホットパック・カイロ	受動的な温活	最低週に2回の半身浴。 温める成分の入った入浴剤もオススメ
三	運動 （アース式ウォーキング、ヨガ、ストレッチ等）	積極的な温活（自動）	1日30〜40分のウォーキング、筋力体操
四	ツボ押し・お灸	能動的な温活	毎日のツボ押し・お灸のセルフケア
五	治療 （鍼灸・漢方薬等）	積極的な温活（他動）	固定的な症状がある方や、痛みが強い方は 寛解するように治療院等を受診する

それぞれ詳しくは

一、食事…玄米、黒い物（黒ゴマ、黒豆、番茶、黒煎玄米茶、全粒粉《ぜんりゅうふん》、ひじきなど）、梅醤番茶、玄米茶、自然塩、みそ、人参、切干大根、ごぼう、れんこん、ネギ、ニラ、生姜、自然薯《じねんじょ》。（大豆・豆乳は身体が冷えるので摂り過ぎに注意、アイス、コーヒー等冷やす物を摂らない）

二、入浴…半身浴は始めに身体を冷やさないように、上半身は腕も含めて濡らさないことが大事。やり方はまず、下半身だけを洗い浴槽に入る。お湯の温度は四十℃前後のやや高めの自分の氣持ちよい温度でＯＫ。冬に浴槽が寒い場合は、お湯を入れつつ湯氣で温めておくとよいでしょう。さらに漢方生薬等の入浴剤を入れるとよく温まります。入る時間は、夏十五分～二十分位で汗をいっぱいかく、冬は十分位で汗が出る直前に出ることが大切です。（Ｐ36入浴の項参照）

三、運動…一日三十～四十分ウォーキング…なるべく十分以上続けて歩く。踵《かかと》で着いて、親指で蹴るという歩き方（Ｐ56ウォーキングの項参照）にも注意すること。筋力体操は無理をせずに、ダンベル体操のように負荷がかかり過ぎないものを行う。ヨガやストレッチも効果的です。

四、ツボ押し、お灸は各項をご参照ください。

五、専門家にご相談ください。

●その他の温活

・厚い靴下…五本指ソックス、絹や竹布、綿、毛糸がオススメ。重ねばきもＯＫ。

・下着…パンツやショーツの二枚重ばき。靴下同様に素材にも氣を付けましょう。

・カイロ…小さな貼るカイロを首の後ろや仙骨（骨盤の後ろ側にある骨）の上に服の上から貼る。

・足湯、脚湯…熱めのお湯に十～十五分つける。

・乾布摩擦…布団に入ったままでもＯＫ。手足の指先から心臓に向かってこする。時間をかけてゆっくりやる。

・襟《えり》巻き…絹等のスカーフを首に巻いて寝る。首肩に羽織るようなグッズもよいでしょう。

※陰性は身体を冷やし、陽性は温めます。
　なるべく、中庸・アルカリ性に近い食品を多く摂りましょう。

アルカリ性

極陽性

黒煎り玄米茶

梅醤番茶　　梅干、自然塩

陽性

タンポポ茶、朝鮮ニンジン

穀物コーヒー、みそ（天然醸造）

たくあん、しょうゆ（天然醸造）

三年番茶、高野豆腐、ジネンジョ、クズ　コンブ

油あげ、がんもどき　わかめ、ひじき、のり

切干大根、ヤマトイモ、黒ゴマ、梅酢

カブ、大根、ゴボウ、ニンジン、レンコン

カボチャ、シュンギク、タマネギ、

中庸

コマツナ、キャベツ、ハクサイ、ホウレンソウ、フキ、セリ

ほうじ茶、小豆、ぬか漬

紅茶、黒豆、レンズ豆、白ゴマ、

番茶、大豆、こんにゃく、サトイモ

ウーロン茶、サツマイモ、ショウガ、イチゴ、干しブドウ

納豆、キュウリ、モヤシ、セロリ、レタス

陰性

きな粉、トマト、ジャガイモ、ナス、ピーマン、リンゴ、カキ

豆腐(天然にがり)、ハーブティー、ナシ、ビワ、ブドウ、ミカン

緑茶、干しシイタケ、タケノコ、　スイカ、モモ、レモン

豆乳　酢、　ユズ、スダチ、パイナップル、バナナ

極陰性

コーヒー、シイタケ　ワラビ、ゼンマイ、カラシ、ワサビ、コショウ

アース版 食べ物の陰陽・酸アルカリ表

酸　性

極陽性 / 陽性 / 中庸 / 陰性 / 極陰性

マグロ、サバ、ブリ　牛肉、豚肉、羊肉　卵

ベーコン、ハム　鶏肉　マヨネーズ

ヒラメ、カレイ、太刀魚、

サケ、タイ、アジ、イワシ、サンマ、

煮干し、小エビ、エビ、カニ、

タコ、イカ、ハマグリ、カキ、アサリ、シジミ、アワビ

バター、チーズ　フナ、マス

ナギ、コイ　黒米

アワ、ヒエ、キビ

十割そば　玄米

二八そば　七分づき米

五分づき米

ニンニク、ニラ、ネギ、三分づき米

パン(全粒粉)　麦茶　ゴマ油　白米

日本酒　甘酒　うどん　ナタネ油

小麦、大麦、はと麦、

パン(精白)、そうめん、とうもろこし

黒砂糖、みりん　メープルシロップ、オリーブ油

ビール、ワイン、ヨーグルト、ナッツ類

ウィスキー、はちみつ、マーガリン、サラダ油(大豆)

白砂糖、アイス、ジュース、牛乳

31 治療というご縁

治療家は患者さんを選べません。日々治療をさせて頂く中で、患者さんとの出会いは、本当にご縁だなぁと思うことが多々あります。実は十年ぶりに以前の有機野菜の仕事で知り合ったお茶の生産者さんが、はるばる静岡から治療にいらっしゃいました。東京に用事があると治療に寄って行かれるのですが、有り難いことです。

思い起こせば、以前働いていた無・低農薬野菜、有機野菜宅配の会社を辞めてから約十七年になります。会社を辞め、鍼灸整骨院等で働きながら専門学校に三年通い、鍼灸・指圧マッサージ師の国家試験に合格、海外での開業もよいと思いニュージーランドとオーストラリアに行きました（P44のパーマカルチャーはこの時に実習しました）。結果、移住には至らず帰国し、パーマカルチャーの実践を富士山の麓《ふもと》で行いましたが、Uターンし、東京の鍼灸治療院、指圧マッサージ店等に勤めた後、御茶ノ水で鍼灸・指圧マッサージの治療院を開業し、十年目になります。

これまでの有機野菜・自然食から治療へという流れ（因みに有機野菜への道は、学生時代に埼玉県小川町の有機農家の金子美登《よしのり》さんの所への援農がきっかけです）は私の中では、自然に行き着いた感じです。

鍼灸学校の時には、東洋医学学生交流会という勉強会がきっかけで、横田《よこた》観風《かんぷう》先生のいやしの道協会で鍼を勉強したのもご縁です。患者さんとのご縁では、患者さんのパートナーやご父母様、お子様、大学時代の友人やその家族、芸能人やスポーツ選手、美術家、音楽家等、治療家にならなければ出会えなかったと思う方々がたくさんいます。治療を通じての関係は普通のお付き合いよりも深く、強くなる氣がします。

これからも、こういったご縁を大切にしていきたいと思います。私はつくづく良い方々、患者さんに恵まれていると思い、いつも感謝しております。ありがとうございます。

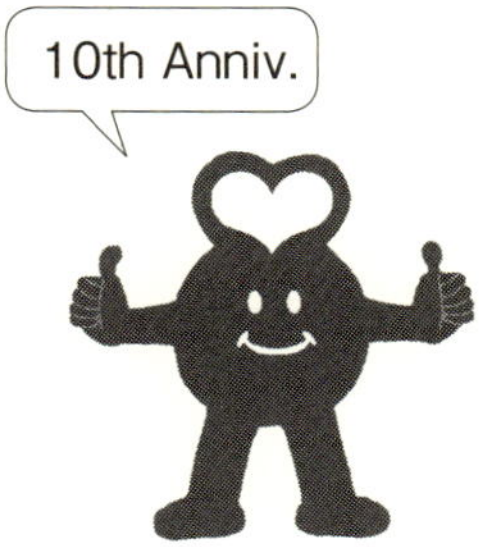

32 アース治療院のこと1

治療院のアース（eARTh）は母なる地球という意味から名付けました。アース（eARTh）という字の中にはアート（ART）があります。アートは芸術ですが、技術のことでもあります。eはエコロジー（環境）、hはハート（心）、その間にART（術）としての鍼灸・指圧マッサージがあります。

アース治療院のマーク「eARTh」は、韓国の国民大学の名誉教授でグリーン（環境）デザイナーのYOON HOSEOB（ユン　ホソップ）氏に創って頂きました。先生は韓国では有名なビジュアルコミュニケーションデザイナーで、韓国の大手企業や環境ＮＰＯのマークやポスターなどの制作をされています。ユン先生とは１９９１年に韓国・雪岳山《ソラクサン》で行われたボーイスカウトの世界ジャンボリーで出会いました。それ以来、環境とアートで繋がっています。最近では東洋医学、韓医学でも繋がっています。

当院の治療で鍼（使い捨て、完全滅菌）は身体の奥にあるコリ（硬い所、ピーンと筋張った所）に鍼一本でアプローチし、緩めるのに効果的です。また、お灸は昔ながらのもぐさを捻《ひね》る「点灸《てんきゅう》」という方法です。冷えや元氣の無い方にエネルギーを補給します。治療では、灸点紙というシールを敷くので、痕《あと》も付かず、熱さも緩和されます。指圧、マッサージは、指圧がベースなので、揉《も》み返しも無く、氣持ちのよいものです。これらの東洋医学の三つの技術を使い、患者さんの不調な部分を人間本来の心地よい、軽い状態に戻し、氣・血・水のバランスを整え、免疫力をアップさせます。

以前、上野の東京国立博物館で行われていた『マーオリ　楽園の神々』展を観ました。マオリはニュージーランドの原住民のことです。木彫やグリーンストーン・翡翠《ひすい》の装飾品、キーウィ鳥の羽のマントなどが展示されていました。その中で目を引いたのが、マオリの女性で籠《かご》やマントの優秀な織り手の方が、同時に優れた治療師でもあり、助産師でもあると解説にあった所です。展示されているマントは魔よけにもなり、保護の象徴でもあるそうで、マントを作った人も作られた人も、双方に御加護があるとありました。治療も同じで、患者さんに楽になったと笑顔で言われると治療者もよかったと思うものです。

33 アース治療院のこと2

開業から2014年の5月で10年目に入りました。まだまだ至らない点も多いのですが、患者さんにも、環境にもとても恵まれていると思います。治療院を開いた神田御茶ノ水は、自然食系の人には有名なエコロジーショップ・GAIAが近くにあり、色々とお世話になっています。また、すぐ裏には多くの社会派の講座を行うパルク自由学校もあり、そこでは以前、『オルタナティヴ健康術・感じるツボ講座』の講師をさせて頂きました。また、パルクの姉妹団体パルシック（フェアトレードを中心とした国際協力NGO）を通じて、東日本大震災の際に石巻にボランティアとして訪れ、被災者に、セルフケアのためのツボ講座と治療をさせて頂いたこともありました。

治療院では東ティモールのオーガニックのコーヒーや、胃や頭に良いオーガニックハーブティーを販売しております。他にはセルフケア用のオーガニックの玄米を使った手作りホットパック（P94参照）、自分でできるシール付きの台座灸や、皮膚表面を緩ませる貼る鍼・円皮鍼、筋肉を緩ませるクチナシやレモングラス等が配合された天然入浴剤等も販売しています。

また、私の姉（Nami）のリラクゼーションCD『Fairy Ring（妖精の輪）』も置いてあります。姉はオルタナティヴ教育で有名なドイツのルドルフ・シュタイナーのライアーという小さな竪琴《たてごと》（映画『千と千尋の神隠し』の主題歌『いつも何度でも』で木村弓さんが使っている楽器でも有名）を演奏し、歌も歌っています。このCDをプロデュースしてくださったのは、風の楽団や天空オーケストラ、ソロ等でご活躍のミュージシャン岡野弘幹《ひろき》さんです。岡野さんと私は1994年の国際イルカクジラ会議で小笠原に行った時に知り合い、その後、姉を紹介した経緯があります。治療院では岡野さんのソロCD『Hearing There』もあります。ホットパックやお灸と同様に両CDとも患者さんに好評で、治療中にもかけています。

アース治療院は、触覚、聴覚、嗅覚、視覚、味覚の五感にそれぞれ、治療、音楽、アロマ・お灸、アート、ハーブティー等でアプローチをする治療院を目指しています。今後は、この本に書いてあるようなセルフケア法や、ツボ押し・ヨガの講座等もしていきたいと思っています。

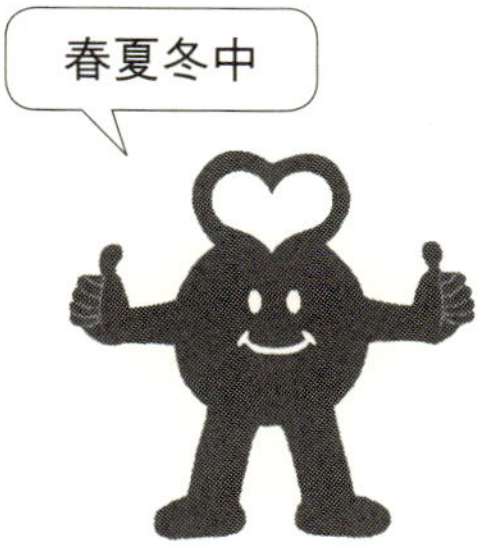

34　東西医学と鍼灸

東洋医学でも西洋医学でも、医学が対象とする人間の身体は一つです。日本の東洋医学は、鍼灸・食養生、漢方薬などがあります。救急の事故や手術、消炎、鎮痛等はいわゆる「西洋医学」が得意ですが、慢性病や疼痛《とうつう》緩和、不定愁訴《ふていしゅうそ》などは「東洋医学」が得意でしょう。一見、対立しているようですが、西洋医学の父、ヒポクラテスまでさかのぼれば、環境、食事、生活習慣の大切さや四体液説《よんたいえきせつ》（人間の身体が、血液、粘液、黄胆汁、黒胆汁の四つの体液で構成されるとする説）、医療倫理の事など、東洋医学にも通じることを言っています。

昔の日本の医療はどうだったのでしょうか？　鍼や漢方薬は高価で希少だったので、やはり王様や貴族のものだったのでしょう。その一方で、お灸はお寺などで行ったり、おばぁちゃんが自分でしたりと庶民にも広まったものです。指圧やあんまも庶民が行っていました。江戸時代には漢方薬や鍼灸が主流でしたし、日本独自の漢方、鍼灸が花開いた時代です。しかし、明治時代に政府が西洋医学を取り入れて状況は変わりました。今の医師免許は基本的には西洋医学のみを前提としています。

ただ、大事なのはどちらの医学でも、ご自分の症状に合った方法が見つかれば、治療の効果は高いということです。アメリカでは、患者さんと保険会社との契約で、症状によって西洋医学同様に、鍼灸を選ぶこともできるそうです。治療の第一選択に東洋医学を選べるのは患者さんと治療者双方にとってもよいですね。実は鍼灸院には、病院を数軒回っても症状が改善せず、進行してから最後に来院される患者さんがいらっしゃり、「もっと早く来ればよかった〜」と言われたりします。西洋医学とはアプローチが違うので、東洋医学の方が優れている部分もあります。

日本では、鍼灸師、指圧あんまマッサージ師は専門学校で東洋医学と西洋医学の勉強と実習を三年間し、国家試験を受けて資格を取得します。因みに整体（日本独自の矯正術）やカイロプラクティック（アメリカの背骨矯正術）は日本では国家資格ではなく、民間の療法です。最近よく目にするリラクゼーションは無資格です。病氣や東洋医学の治療を目的にされるなら、医学的知識を持っている国家資格者の施術をオススメします。

35 東洋医学を体験しに鍼灸治療院へどうぞ

鍼やお灸は、中国が発祥で、韓国や日本で同じような東洋医学の治療が行われています。日中韓で行われている鍼灸、漢方薬、推拿《すいな》・按摩《あんま》が本来の東洋医学です。（海外でもＳＨＩＡＴＳＵで通じる指圧は日本独自のものです）

同じ東洋医学（漢方）でも、日中韓で少しずつ違ってきます。中国は中医学で、鍼やお灸を、肩こりや腰痛から脳血管障害や片麻痺《まひ》など多くの疾患に用いて、効果を上げています。韓国は、韓医学と言われ、同じく多くの疾患に用いられ、韓（漢）方薬も併用されています。中国と韓国の両国とも、東洋医学専門の病院や大学があり、西洋医学と同等の選択肢となっています。

一方、日本は社会的には、ある意味で西洋医学一辺倒の国だと思います。今の医師免許は西洋医学のみを前提としており、漢方専門の医師の場合でさえ、資格は西洋医学の医師と同じでも、学校のカリキュラムではほとんど東洋医学を教えられず独自に勉強会等に参加して習得します。

鍼灸もいろいろな流派があり、大きく分けると一本の鍼で治療するかと、十本〜二十本位の鍼を十分前後刺したまま（それに電氣を流す場合もある）で治療するかの二通りがあります。また、刺し方も刺さないで触れるだけのものから、浅く刺すもの、深く刺すものの違いがあります。鍼の太さで刺激量も変わります。ある程度は患者さんの感受性を考慮しますが、鍼灸院のスタイルがあるので、どのスタイルか事前に聞くのもよいでしょう。

私の治療は、鍼一本でコリに対して直接アプローチするスタイルと、お灸は昔ながらのお米の半分位の大きさのお灸と点灸紙（熱さ緩和のシール）を使いながら行います。鍼灸治療院探しは基本的には、友人・知人からの口コミがよいと思いますが、今はホームページのある所も多いので、治療方針やプロフィール、費用等いろいろと見て、よい感じがする所に行かれるのが最適でしょう。治療はある意味、患者さんとの共同作業ですので、治療家と氣が合い、何でも話せ、氣持ちのよい治療が受けられる治療院が合っている治療院だと思います。

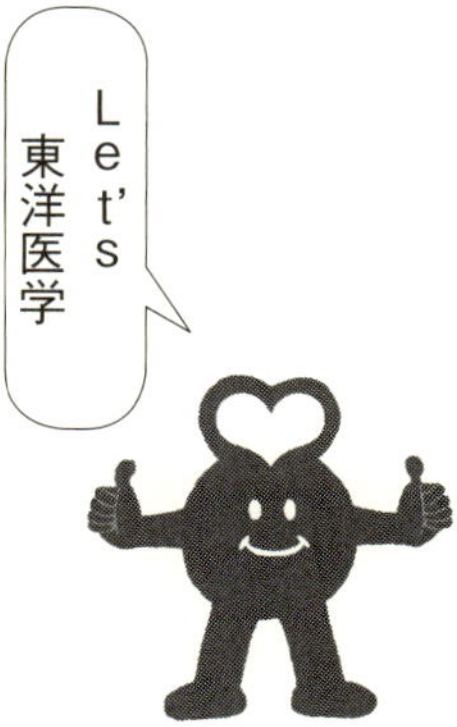

36 四《し》象《しょう》医《い》学《がく》

以前ＴＶで韓国ドラマの『宮廷女官チャングムの誓い』『ホジュン（許浚）宮廷医官への道』が放映され、話題になりましたね。最近は『馬医』を見ている患者さんもいらっしゃいます。韓国ではキムチや朝鮮人参に代表されるように「医食同源」や「薬食同源」という言葉もあり、普段の生活にそういった考え方が取り入れられています。

東洋医学の流れは、基本的に古代中国から朝鮮半島を通り、日本へと渡って来ましたが、それぞれの地域で独自に発達したものもあり、韓国では漢方のことを「韓方」と言いますし、日本独自の「日本漢方」もあります。鍼《はり》は、中国、韓国、日本とだんだんと細くなっていますし、鍼を管に入れて刺す技術は日本発祥のものです。

韓国でも独自の理論の「四象医学」という考え方があります。これは、百年程前に李済馬《イジェマ》先生が提唱したもので、人の体質を四つに分けて、診断・治療・予防するものです。四つというのは、東洋医学の陰陽という考え方をさらに二つに分けて、太陰《たいいん》・少陰《しょういん》・太陽《たいよう》・少陽《しょうよう》にして、人に当てはめます。ご自分には、どれか当てはまりますか？　基本的には四象医学では、人が生まれ持った体質は変わらないし、体質にあった薬、治療があると考えます。確かに、胃の弱い人の体質が変わって、ガンガン食べても平氣にはならないですね。他にも薬や食べ物などが分類されています。全てに共通なのは、穀物と野菜中心で少しの動物性食品の食事と適度な運動が必要なことです。自分の体質を考えて、自分にあったセルフケア・養生をするのが、体質の弱い部分を改善することになります。

あなたは４つのうち
どの体質のタイプですか？

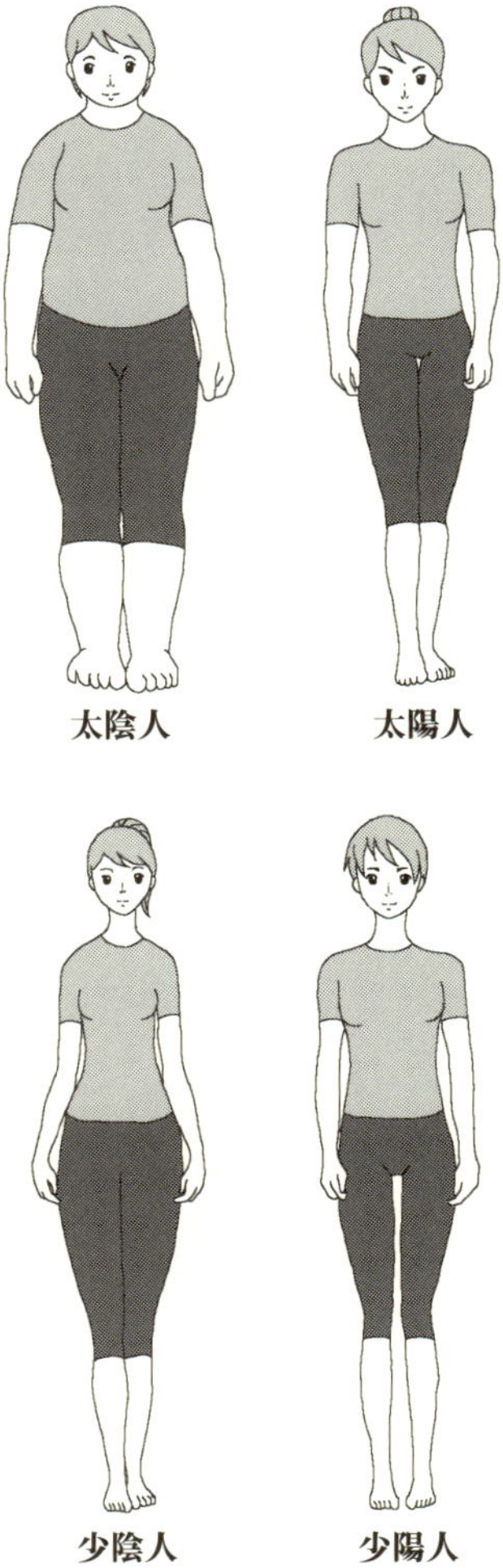

陽		
タイプ	少陽人	太陽人
特徴	上半身は発達、下半身は貧弱 キャリアウーマン・エンジニアタイプ 腎が弱く、胃は強い 負けず嫌いで不安定	顔立ちはっきり、骨太 作家・ジャーナリスト・革命家タイプ 肝が弱く、肺は強い 自尊心が強く、感傷的である。易怒症
注意点	便秘に注意し、ジョギングをする。胃に熱を持ちやすい	小便をよく出す。ウォーキングを心掛ける
適した食べ物	小豆、麦、白菜、キュウリ、エビ、スイカ、豚肉	そば、野菜全般、もやし、貝類、タコ、ブドウ、肉はなし
なりやすい病氣	泌尿器が弱い、腰痛、慢性腎不全、インポ、不妊症	眼疾患、肝疾患

陰		
タイプ	少陰人	太陰人
特徴	やせているが下半身は発達 教育者·研究者·評論家タイプ 胃が弱く、腎は強い おとなしく、決断力にかける	体格がっしり、肥満傾向 政治家·弁護士·企業家タイプ 肺が弱く、肝は強い 万事に無理しがち。水分代謝悪い
注意点	水分を摂り過ぎない、身体を半身浴などで温める	暴飲暴食に注意。体重管理をし、汗をかくようにする
適した食べ物	米、生姜、ニンニク、朝鮮人参、タラ、リンゴ、鶏肉	豆類、小麦、鳩麦、大根、人参、南瓜、サバ、梨、牛肉
なりやすい病氣	消化器が弱い、胃疾患、胃下垂、慢性腹痛、冷え症	循環器、呼吸器が弱い·高血圧、中風、咳、喘息、慢性便秘、心疾患、大腸疾患、糖尿病

アース治療院いち押しアイテム

玄米ホットパックの作り方

当院で人氣の玄米ホットパックの作り方をお教えします。温め方は電子レンジで温めるだけなので、簡単ですし、身体に当たった感じは優しく、冷めても湯たんぽの水よりは冷たくありません。サイズの大は腰やお腹、小は目、首用です。是非、セルフケアのお供にお使いください。

【用意するもの】

玄米か玄麦（無農薬の物）、好みで自然塩を入れても OK。
木綿の布　大…横 20 ×縦 30 センチ　小…横 20 ×縦 14 センチ　縫い代分を余分にとる。

【作り方】

大小の寸法の布を裏側を外にして袋状に縫う（玄米を入れる部分は 2cm 程残す）。裏返して、玄米を大は 480g、小は 180g 入れ、開いている部分を縫う。

【使い方】

電子レンジで大は 1 分半～ 2 分位、小は 40 ～ 60 秒位温める。手ぬぐいかタオルで包んで使う。長く使うとどんどん乾燥するので、身体により浸透する湿熱が良い方は、たまに手を濡らしてはたく感じで湿《しめ》らすと良いでしょう。ボロボロになるまで一年位は使用できます。

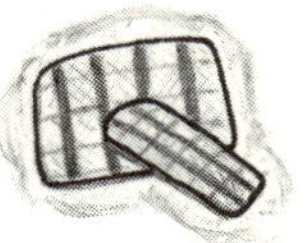

ツボ押し編

ツボ押しセルフケア

一番身近な自分の身体なのに、私達は意外と、どの臓器がどこにあるか解らなかったり、消化の仕組みなどを知らなかったりします。解らないと体調を崩した時や痛みがある時にすごく不安になります。日頃から自分の身体の状態を、ある程度自分で把握できていれば、そんなに不安にならなくて済むと思います。また、治療者としても患者さんを治療している時に、ご自分の痛みの場所や症状がとても曖昧《あいまい》な方がいて、少し困惑することがあります。

今まで、休みなくグチも言わずに頑張っている自分の身体に関心を持ち、是非、ツボdeセルフケアしてあげてください。それには、まず身体に触れること。ツボを押してケアしてあげれば、自分の身体の状態もわかり、続けていれば健康にもなれます。ひとツボで二度氣持ちいい！　身体は正直に応《こた》えてくれますよ！

【ツボ押しセルフケアの４ステップ】

1. まず、自分（人間）の身体を知る

2. 自分の身体に触ってみる（感じるツボ押し）

3. ツボ押しのやり方を加減、工夫してみる

4. できたら知人や家族でお互いにやってみる

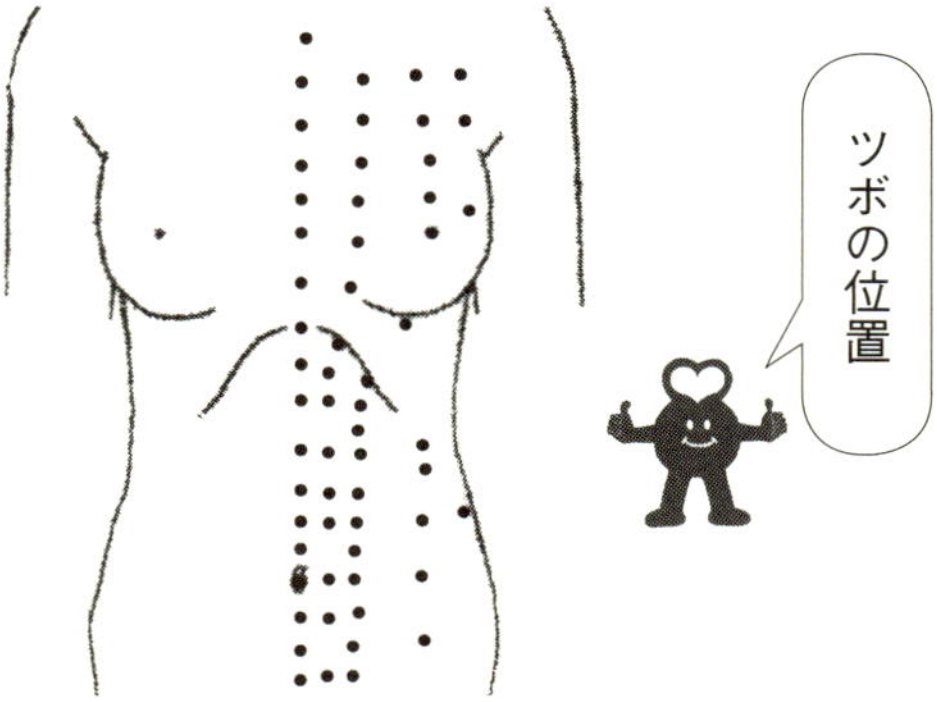
ツボの位置

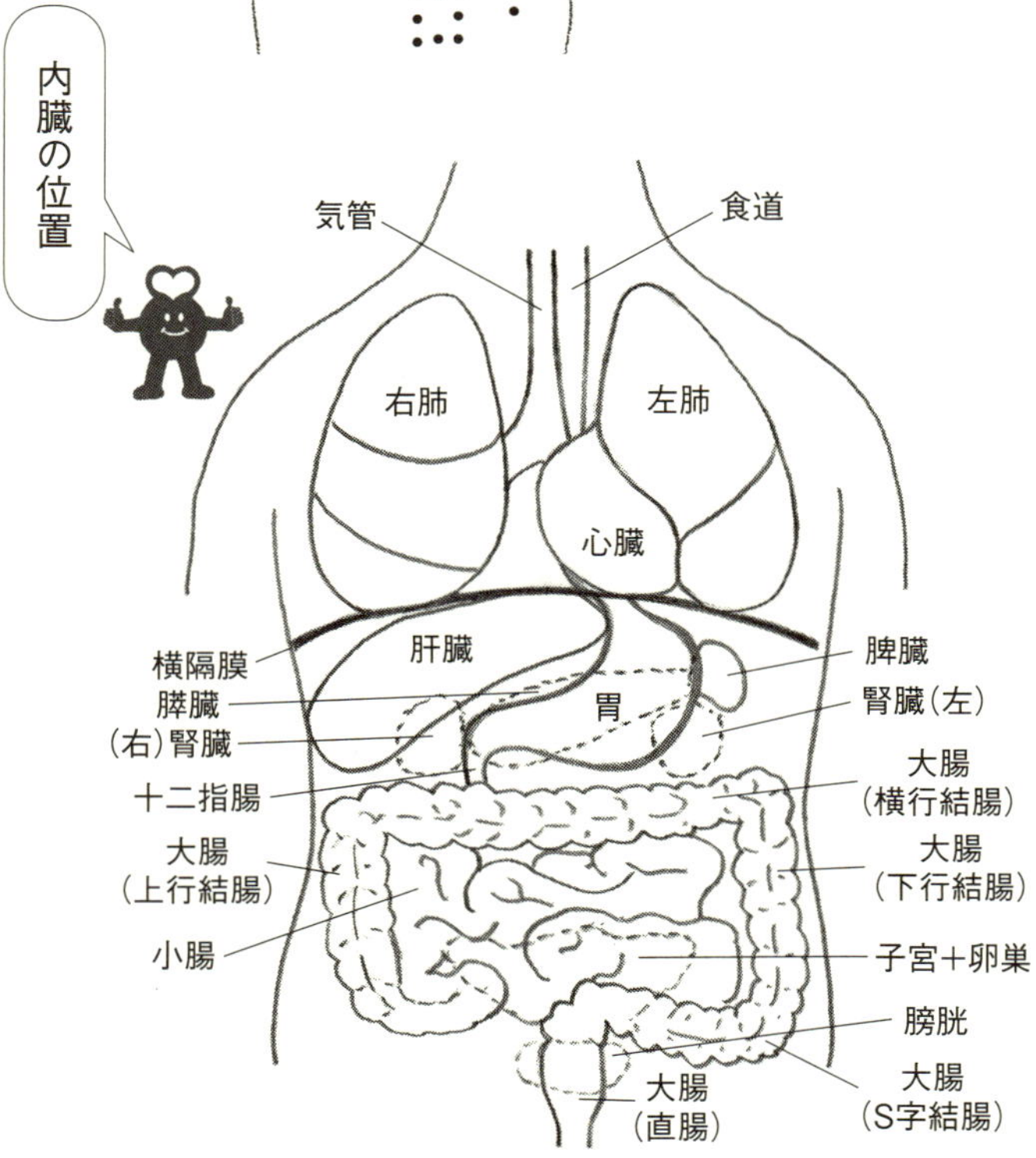
内臓の位置
気管
食道
右肺
左肺
心臓
横隔膜
肝臓
脾臓
膵臓
胃
腎臓(左)
(右)腎臓
十二指腸
大腸
(横行結腸)
大腸
(上行結腸)
大腸
(下行結腸)
小腸
子宮+卵巣
膀胱
大腸
(直腸)
大腸
(S字結腸)

ツボとは

ツボは全身に361個あると言われています。これは、WHO（世界保健機構）で定めたもので、東洋医学を行う中国、韓国、日本の専門家で決定しました。鍼灸等の東洋医学は、三千年の歴史がありますが、当然、時代と共に変遷《へんせん》し、各時代や各国で少しずつ違いが出てきました。361個という数も絶対的な数字ではなく、世界標準という意味で近年、統一されたものです。

この本では、ツボの位置の解説もしますが、肩肘を張らずに、押して氣持ちのよいツボの感覚を大事にします。ツボは、漢字で書くと「経穴《けいけつ》」と書きます。ツボは病氣の診断点でもあり、治療点でもあります。多くは関節や筋肉の間、神経や血管の集まっている所にあります。読んで字のごとく穴の様に凹《へこ》んでいたり、コリコリと硬かったりします。冷えた所や皮膚がザラザラした所もあります。前述のWHO認定のツボも大事ですが、押すと「あぁ、そこ～氣持ちがいい～！」という感覚を大切にしましょう。

【ツボの押し方】

1．骨や筋肉に対して垂直に押す

2．基本は、ちょっと痛いけど、氣持のよい強さ「イタキモ」で押す

3．顔、お腹側や手足の内側のツボは弱め、背中側や手足の外側は強めに押す

4．息を吐く時にツボを押し、吸う時に離し、力を緩《ゆる》める

【ツボの場所】

・血管やリンパ、神経の集中している所　・筋肉の始まり（起始部）と終わり（停止部）

・筋肉と筋肉の間の溝《みぞ》や凹《へこ》み　・冷えていたり、皮膚のザラザラした所

【ツボ押しの良い所】

・手当ての原点、自分ですぐできる　・安全・安心で副作用の心配がない

・体調管理の参考になる　・自分の手で押せるので、元手がかからない。0円《ゼロ》治療

ツボの測り方と押す時間

・ツボは大まかな番地のようなもので、「肘《ひじ》のシワの所から指三本分のくぼみ、押すとズーンと響く所」などと表現されます。大体の場所を示しているので、実際には個人個人や体調によって、ツボの位置は若干変わります。コリやすい自分のマイツボを探しましょう。

【位置の測り方】

指一本分は親指の一番太い横幅、指二本分は人差し指と中指、指三本分は上記二本に薬指を合わせた幅、指四本は上記三本に小指を合わせた幅になります。

【押す時間】

P106からのツボ押し法の1～3の番号順に、それぞれ5～10秒、3～5回押しましょう。

※ツボの見つけ方のコツとしては、人差し指を軽く皮ふの上ですべらせて、止まる所を探します。

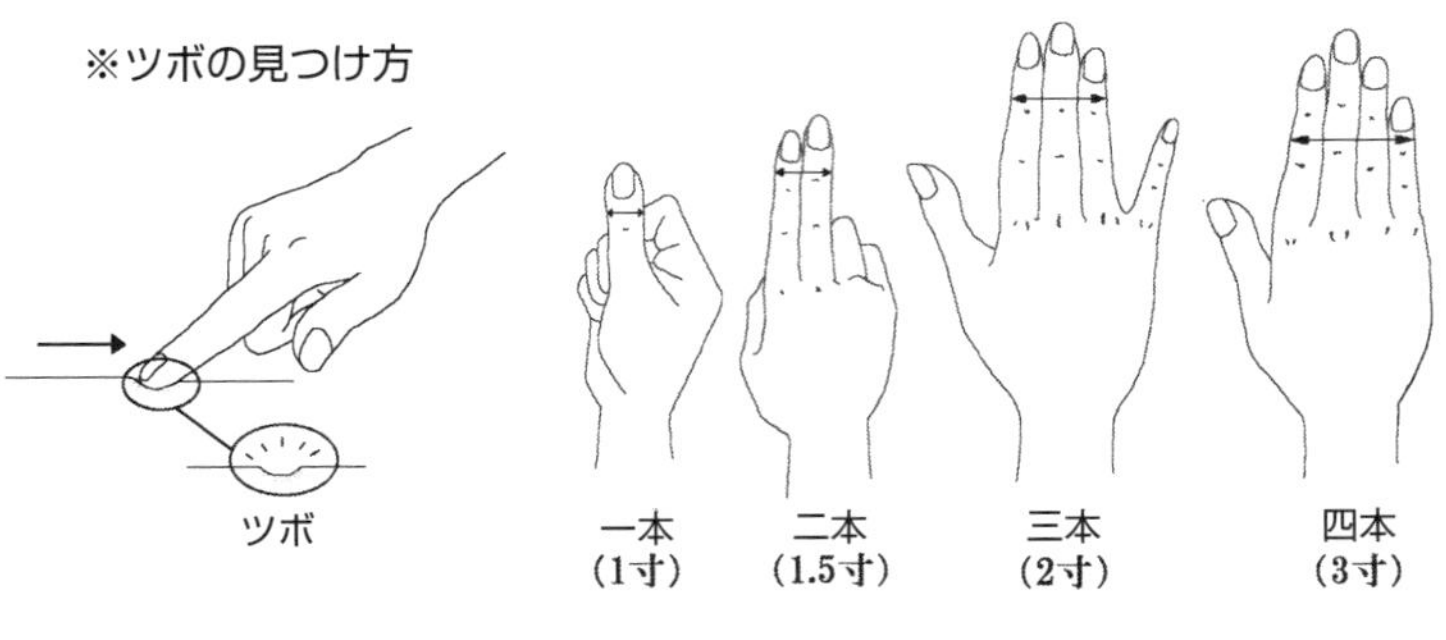

ツボの押し方の3ステップ（使う指・強中弱・お灸、貼《は》る鍼《はり》・円《えん》皮《ぴ》鍼《しん》）

ツボ押しでは、指の使い方や強弱で氣持ちよさが変わってきます。プロの指圧が氣持ち良いのは、押し加減が絶妙で、文字通り「ツボにはまる」からです。

ステップ1 **押す指　人差し指か親指かを選ぶ。**

ステップ2 **ツボ押しの強中弱をつける**

弱く…皮膚表面に指を当て、少し押し込み、ツボにくっ付ける感じ

中くらい…「弱い」よりさらに押し、イタ氣持ち良い感じ、ジーンとかズーンとする

強く…「中くらい」よりさらに押し込む、ウッという感じで痛みの方が強い

を参考に押す。

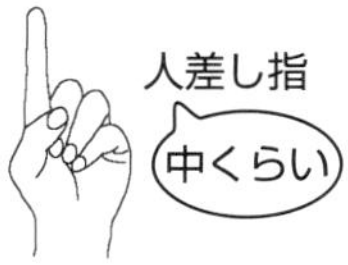

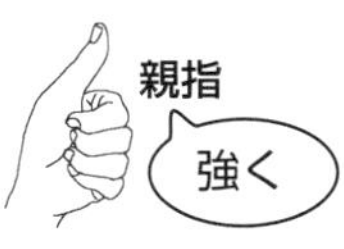

※押す指や強さはあくまで目安なので、ご自分のやりやすい指を使用してもよいですし、強さも工夫、調整してください。

ステップ3 ツボ押しプラスα

ツボ押しと併用して、お灸や、自分でできる貼る鍼・円皮鍼という物があります。
ツボの解説の後に、
お灸がオススメ…お灸のイラスト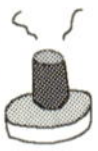灸（シール付の台座灸）（P72お灸de温活参照）
貼る鍼・円皮鍼がオススメ…円皮鍼のイラスト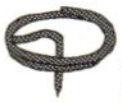円皮鍼が追記してあります。貼る鍼（鍼先なし・家庭用）は金属の突起にテープが付いていて、皮膚表面の押圧をする物。円皮鍼（鍼先あり・有資格者用）は円《まる》くなった鍼にテープが付いていて、皮膚の中に入らず、貼っておける物。両方とも皮膚表面の緊張を緩める作用があります。マグネット粒や米粒をバンソウコウで貼った物でも代用できます。

お灸や貼る鍼・円皮鍼は、ドラッグストアやネットで市販されていますので、好みの強さの物をお使いください。

ツボは指で押すのが基本ですが、他にもツボ押し棒、テニスボール、古い歯ブラシ等を使用してもよいでしょう。

セルフケアの注意点

セルフケアで全部治すんだというような過信は禁物です。ご自分でできるものとできないものがあることを認識しましょう。あくまで、ツボ押しやお灸は、セルフケアの一環で医療行為ではないので、過信しないことが重要です。一～二週間ケアしてよくならない場合は、治療院や病院で診てもらいましょう。

【こんな時はやめましょう】

ツボ押しやお灸をする所に、傷、炎症（炎症は次項に詳細があります）、火傷、骨折等がある場合。骨折とは、疼痛《とうつう》、腫脹《しゅちょう》、熱感《ねっかん》、変形、変色がある状態を言います。また、大病にかかっている方、脳卒中、脳梗塞の直後、妊娠中（特に三ヶ月以内の方）、飲酒している場合や食前食後三十分以内。不安な所は自己判断せず、医師や鍼灸・指圧マッサージ師等に聞きましょう。

【炎症の場合の対処法】

炎症を起こしている場合は、触ると熱い感じがあり、痛くない側と比べると、少し盛り上がって、腫《は》れていたりします。また、押さなくてもジンジンするような痛みがあるか、押すと痛みがある場合があります。患部の色が赤くなっていたりもします。この場合、患部は急性期で炎症を起こしています。対処法としては、休ませる、アイシングで冷やす、圧迫・固定をするのが有効です。アイシングは氷やアイスパックをビニール袋に入れ、少し溶けた状態にして、十秒程密着させた後、五秒離すのを五回位行う（熱感が緩和されるまで、時間や回数は調整してください）。冷た過ぎる時はタオルで包むとよいでしょう。

【慢性の症状の場合の対処法】

急性期（三～四日）を過ぎて、強い痛みもなくなり、炎症もない場合で、違和感があり、動かすと少し痛いような場合、慢性の症状が考えられます。そんな場合はツボ押しやお灸が有効な場合があります。ただし、少し行ってみて、痛みが出るようなら、まだ急性期の場合もあるので、セルフケアは控えましょう。

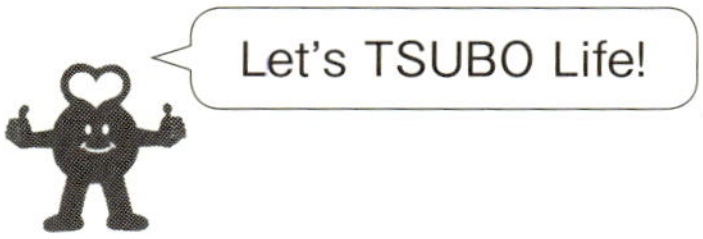

次のページから「ツボ押し」の方法を症状別にイラスト付きで解説します。以下を参考に、押してみましょう！

※1、2、3の番号順に、イラストや説明を参考に、1ヵ所5〜10秒、3〜5回押しましょう。

※ツボの説明の中に出てくる「正中線」とは、身体の真ん中を通る線のことを言います。また、ツボは身体の左右両側にありますので、ツボ押しをする際は、左右共に押しましょう。

ご注意ください

『ツボ押しプラスα』の項（P102）にありますお灸（シール付き台座灸）、貼る鍼（家庭用）・円皮鍼（有資格者用）の使用方法につきましては、各製品の使用説明書をよく読み、各自の責任でお使いください。

37 肩コリ

現代では老若男女の多くの方が肩コリで悩んでいます。日本人は、なで肩や首が細いという体型的な問題から肩コリになりやすい方が多いですし、胃腸が弱いという体質的な問題もあります。また、猫背等の姿勢の悪さも原因として挙げられます。

最近では長時間のパソコン、デスクワーク、携帯やスマホも原因となり、眼精疲労から肩コリになります。その肩コリが頭痛の原因にもなります。肩コリは軽く見られがちですが、内臓の不調から来る場合（胃腸なら左肩、肝臓や胆のうなら右肩のコリ）もあるので、注意が必要です。たかが肩コリ、されど肩コリ、あなどらずに、筋肉のコリをほぐしましょう。

肩の関節は、肩甲骨も一緒に連動して大きく動かすことができます。それには、首や肩甲骨の内側や後側が柔らくないといけません。日常的に小まめにストレッチをしたり、左記のツボを押したりと早めの対処を心がけ、肩周りの軽い身体を目指しましょう。

1

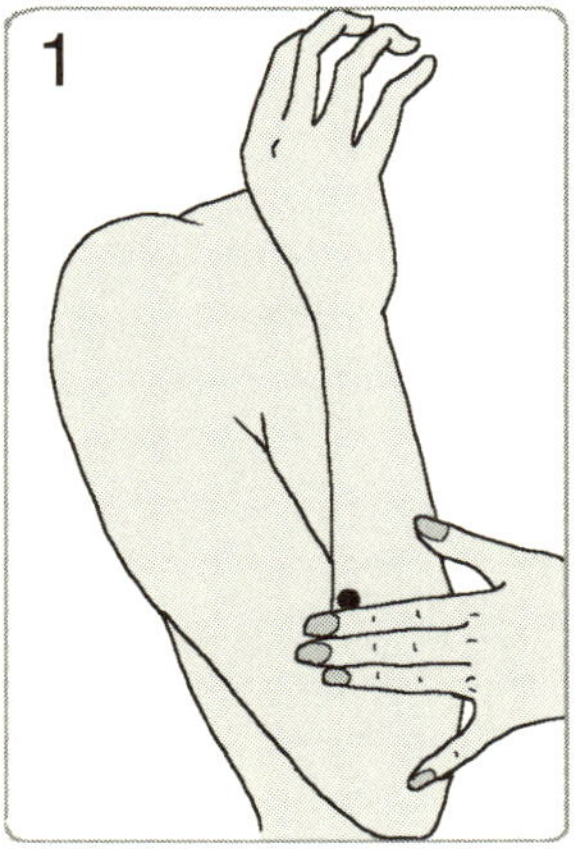

手三里《てさんり》

腕の外側、肘を曲げてできるシワから親指側に指三本分の所

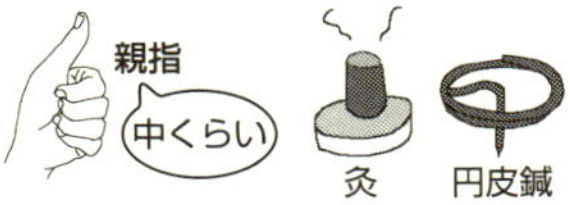

2

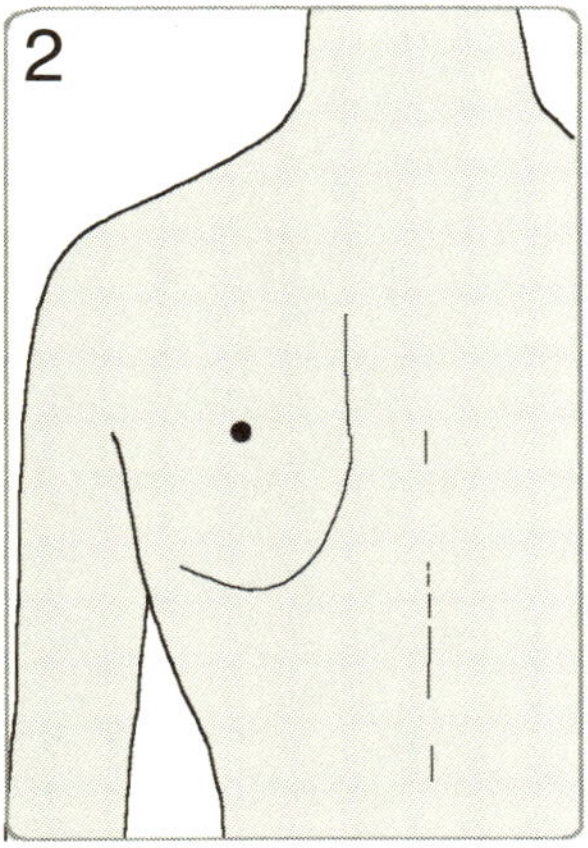

天宗《てんそう》

肩甲骨の真ん中の硬い所で、押すとズーンと響く所

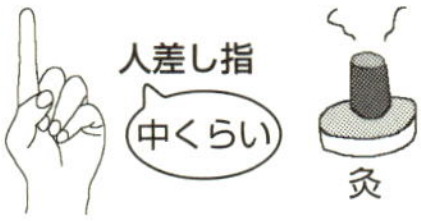

3

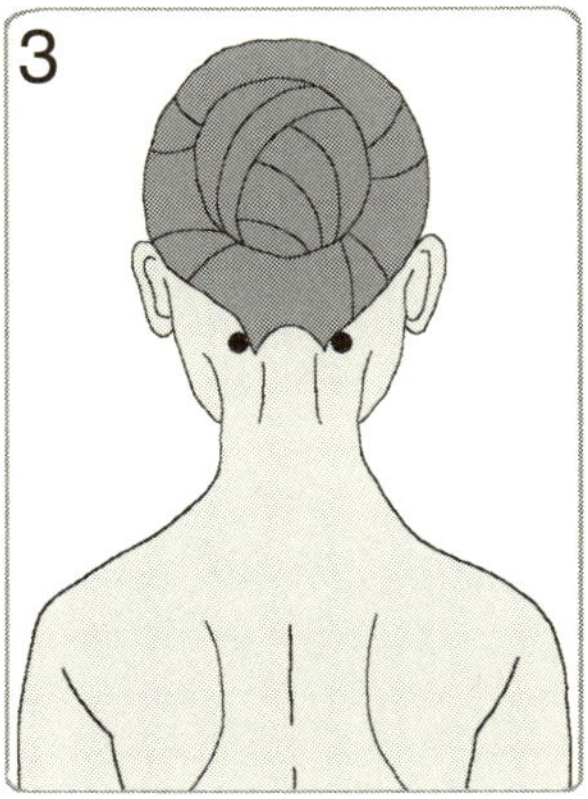

風池《ふうち》

首の後ろにある太い筋の外側のくぼみと耳のすぐ後ろにある骨との中間。押すと響く所

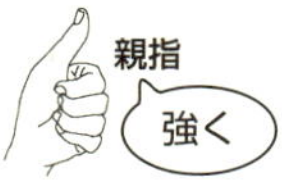

38

四十肩・五十肩

最近では、パソコンやデスクワークが長時間で、二十代や三十代でも四十肩の患者さんがいらっしゃいます。四十肩は使い過ぎによって筋肉や腱《けん》を痛めること。五十肩は加齢によるインナーマッスル（深層筋）の衰えにより、関節の位置が変わってしまい、炎症や痛みが起こることを言います。

正式な病名は、「肩関節周囲炎」と言います。炎症が強いと夜も眠れず、寝返りも困難になり、動作としては、髪を結う動作や帯を結ぶ動作が困難になります。このような場合、急性期は安静を保ち、炎症が引いたら、少し痛いですが積極的に肩を動かすようにしないと、肩が固まってしまいます。

肩の関節をほぐすには、お風呂上りにストレッチ、壁や柱に痛過ぎない程度に手や腕を押し付け、肩を上げて関節を広げる日々の努力（P202四十肩・五十肩体操の項参照）が大切です。治るまで少し長くかかる場合が多いですが、必ずよくなりますので諦《あきら》めずにがんばりましょう！

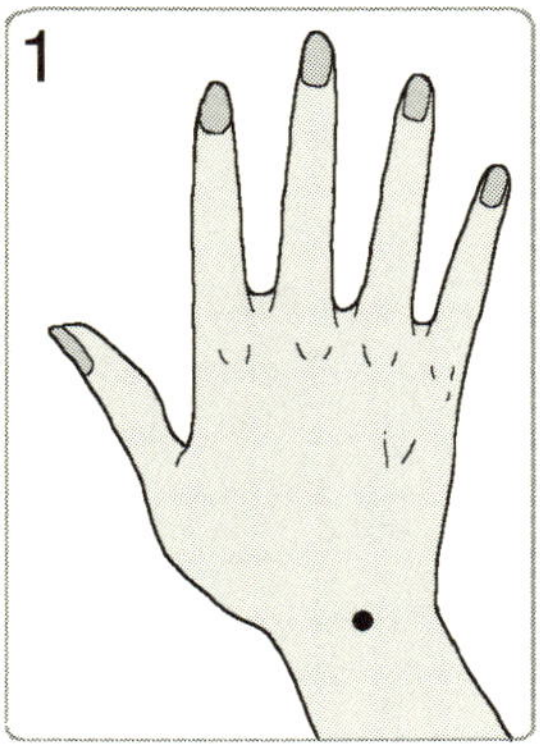

陽池《ようち》

手首の甲側中央にある関節のくぼみ

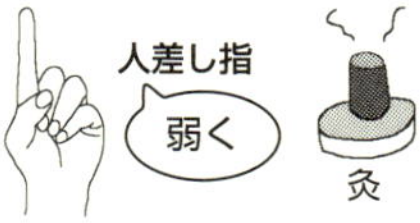

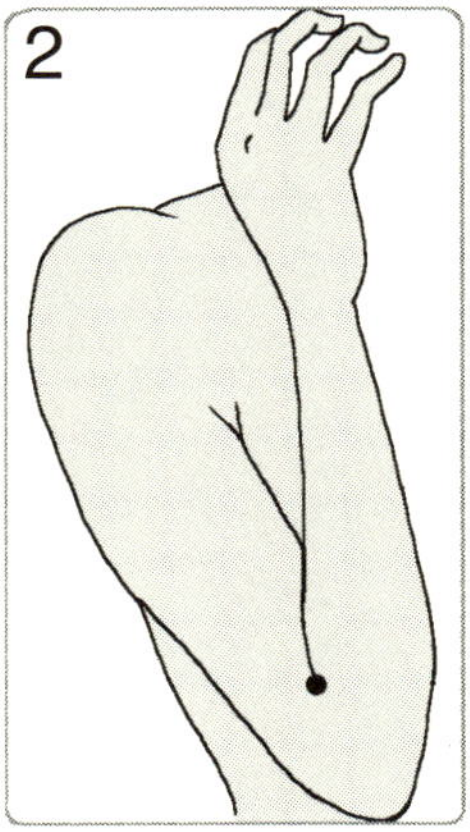

曲池《きょくち》

肘をいっぱいに曲げてできたシワの横で押すと腕に響く所

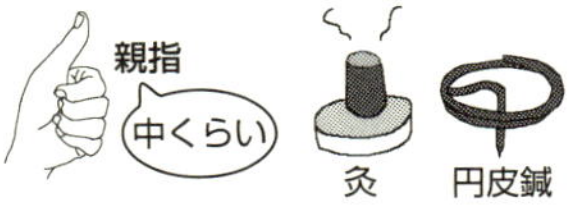

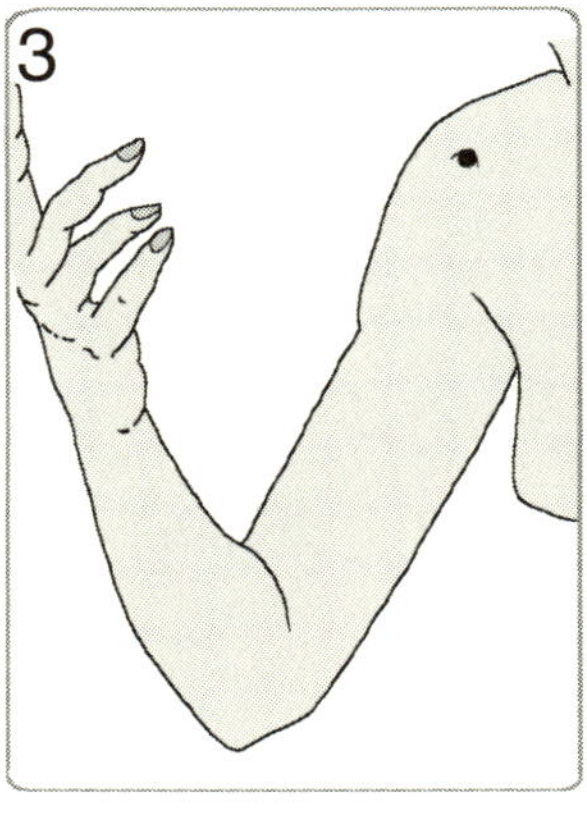

肩髃《けんぐう》

腕を肩と水平に上げた時にできる肩関節の前のコリコリするくぼみ

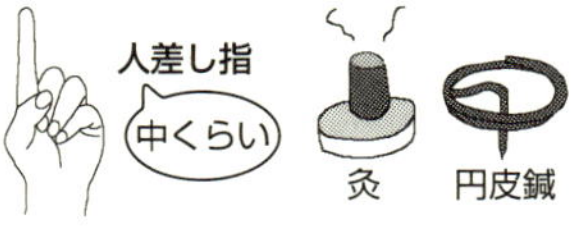

39

頸《けい》肩《けん》腕《わん》症候群

寒いと首や肩をすぼめてしまいますね。冷えると筋肉も硬くなり、血流も悪くなり、さらに硬くなるという悪循環になります。手や腕の神経は首（頸）の骨の間から出ているので、首や肩が硬くなり、神経を圧迫すると、患部を手や指で触った際の感覚が皮一枚被さったような、はばったい感じになり、さらに、症状が進むとしびれになります。できれば、強いしびれになる前に、早めに筋肉を緩めるようにセルフケアすると、悪化せずに快方に向かうでしょう。

また、首は体幹部よりも外氣に当たりやすいので、外出時にはマフラーやスカーフをしたり、就寝時にも首にタオルを巻いたりと、冷やさないように工夫をする。冷えたら温め、デスクワークの方は夏のクーラーも油断大敵、定期的にほぐす様に回したりすることをオススメします。しかし、長年のコリは、ピーンと硬くなってしまっているので、セルフケアと共に、鍼灸、指圧・マッサージでの治療もよいでしょう。

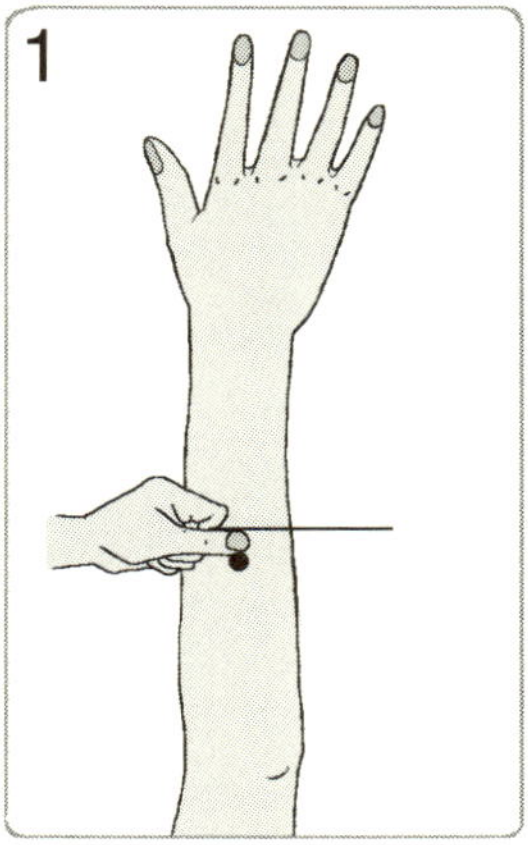

四瀆《しとく》

前腕背面の真ん中から指一本
肘側の押すとコリコリする所

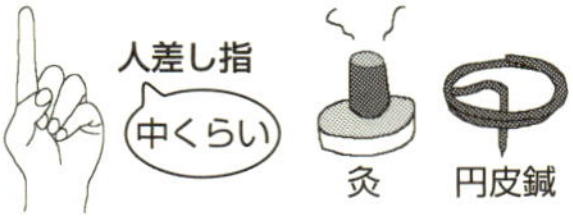

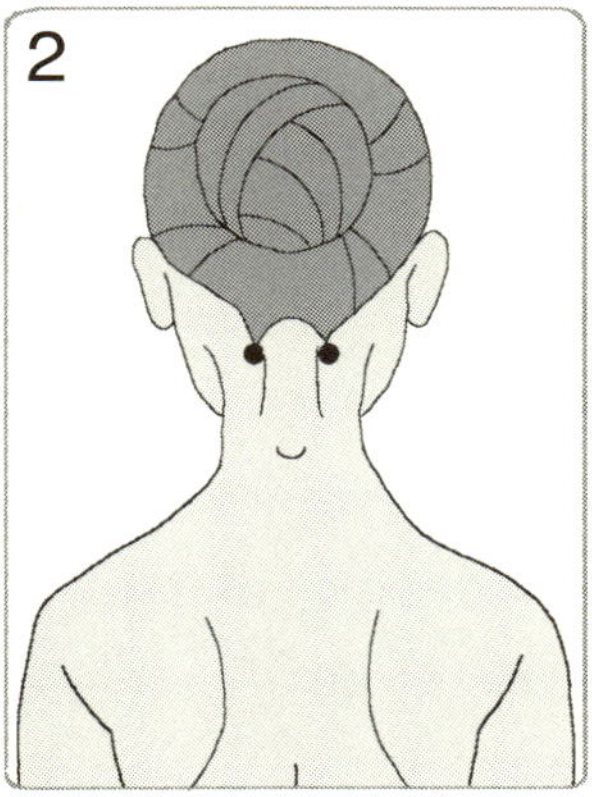

天柱《てんちゅう》

首の後ろの太い筋のすぐ外側
のくぼみ。押すとズーンと響
く所

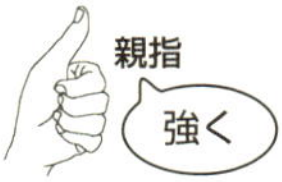

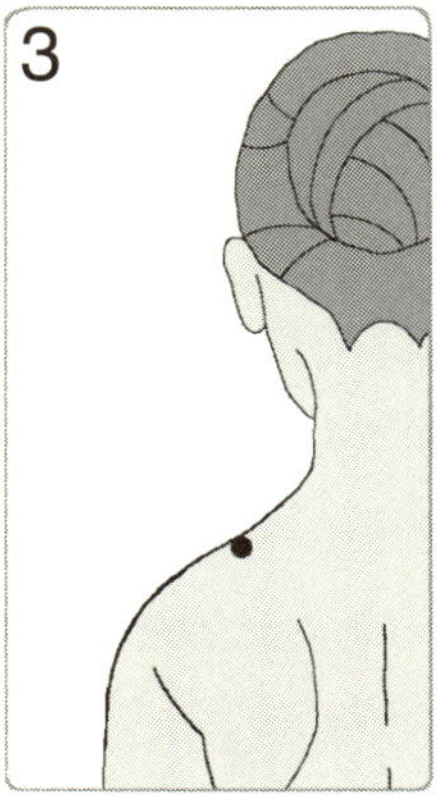

肩井《けんせい》

首の付け根と肩先の真ん中の所。
肩に反対側の手のひらを自然にの
せた時に、中指が当たる所

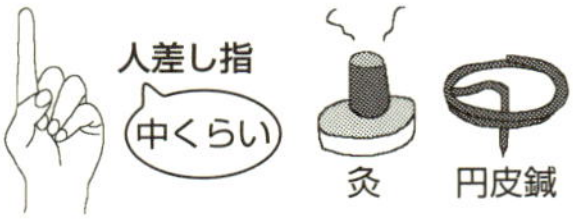

40 肩甲骨間《けんこうこつ》のコリ

肩や背中が硬くなっていませんか？　肩は肩関節だけでなく、肩甲骨も連動して動くのが正常な状態です。しかし、現代の生活では、パソコンやデスクワークが多く、腕を少し浮かせて固定した状態で手だけを動かしている時間が長く、また、腕を肩より上に挙げることもあまりないので、肩甲骨の動きが悪くなり、肩甲骨周りが硬くなります。

そして肩甲骨の間は、腕の重み（片腕3～5㎏）や首のコリ、背中のコリが合わさって、コリコリに固まってしまいます。諺《ことわざ》に「病い膏肓《こうこう》に入る」というのがあります。意味は病氣がひどくなり、治療のしようがない状態となることですが、ちょうど、肩甲骨間部に膏肓という名前のツボがあります。このように肩甲間部はコリやすく、そのコリが取れにくい場所でもあります。時々、腕を回したり、左記のツボを押しましょう！

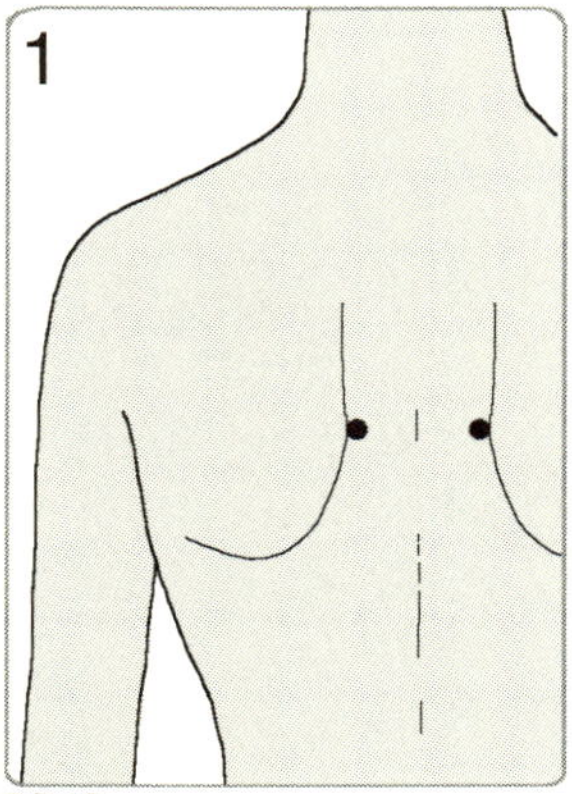

膏肓《こうこう》

背骨と肩甲骨の間、肩甲骨内縁の真ん中

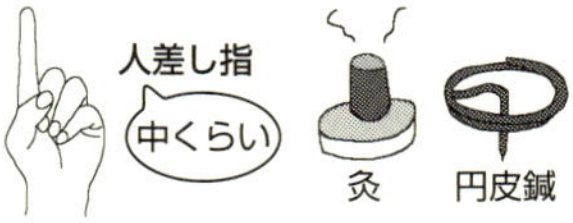

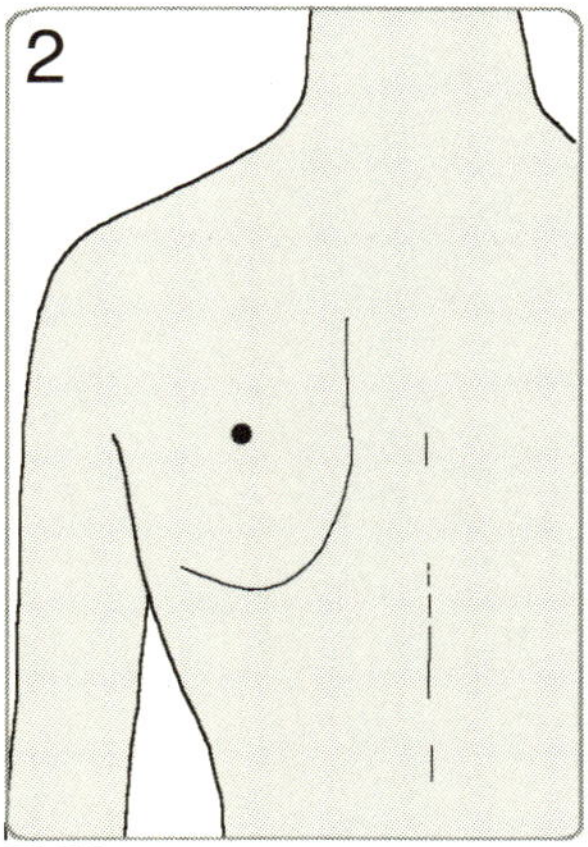

天宗《てんそう》

肩甲骨の真ん中の硬い所で、押すとズーンと響く所

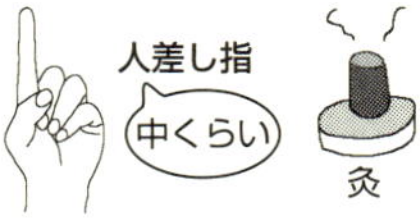

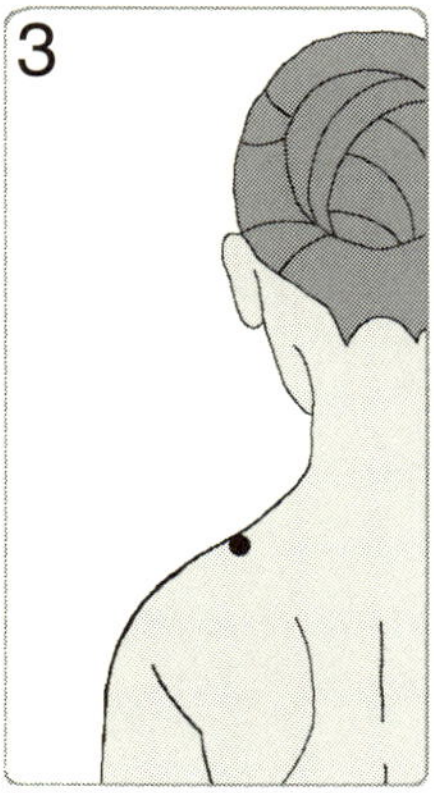

肩井《けんせい》

首の付け根と肩先の真ん中の所。肩に反対側の手のひらを自然にのせた時に、中指が当たる所

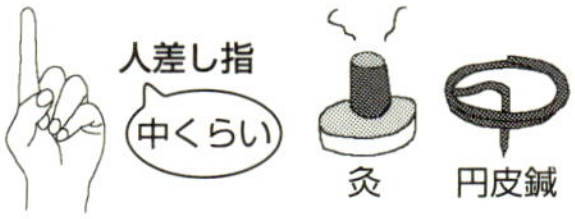

41

腰痛・坐骨神経痛《ざこつ》

腰痛と言っても、実に様々な種類があります。椎間板《ついかんばん》ヘルニア、ギックリ腰、姿勢性腰痛や慢性腰痛、少し部位が違いますが、腰痛と関連している坐骨神経痛。腰は漢字で肉付き（月）に、かなめ（要）と書くように、身体の要所です。また、東洋医学では、腰は腎（臓）と関係があり、腎は生命力の源であります。痛みの原因は過労や加齢、冷え等が考えられます。たかが腰痛、されど腰痛。痛い時に無理はいけません。急性の腰痛は固定し、安静にし、慢性のものは鍼灸、指圧・マッサージ等でコリをほぐし、冷えや生理痛・加齢からの腰痛は背中とお腹を温めると効果的です。

実は、腰への負担は、立っている時より座っている時の方があるので、腰痛予防には、アース式ウォーキング（P56参照）をオススメします。エスカレーターやエレベーターはなるべく使わずに階段にしたり、一駅歩いたりがエコ的で、身体にもよいでしょう。デスクワークが多い人は、首が前に出て、背中が曲がりがちになりますので、きちんとした姿勢で（首を起こして、腰を入れて背骨のS字カーブを作る。P28参照）座りましょう。

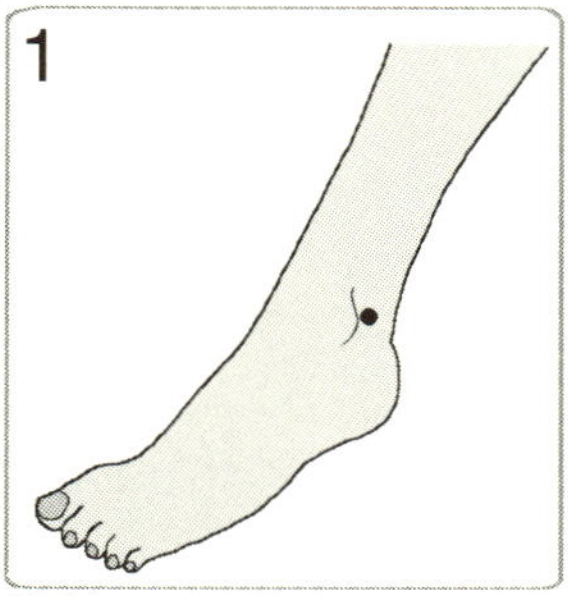

崑崙《こんろん》

外くるぶしの頂上の高さで、
後ろのアキレス腱との間のく
ぼみのグリグリする所

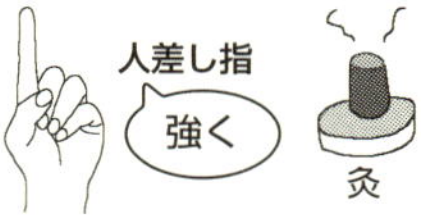

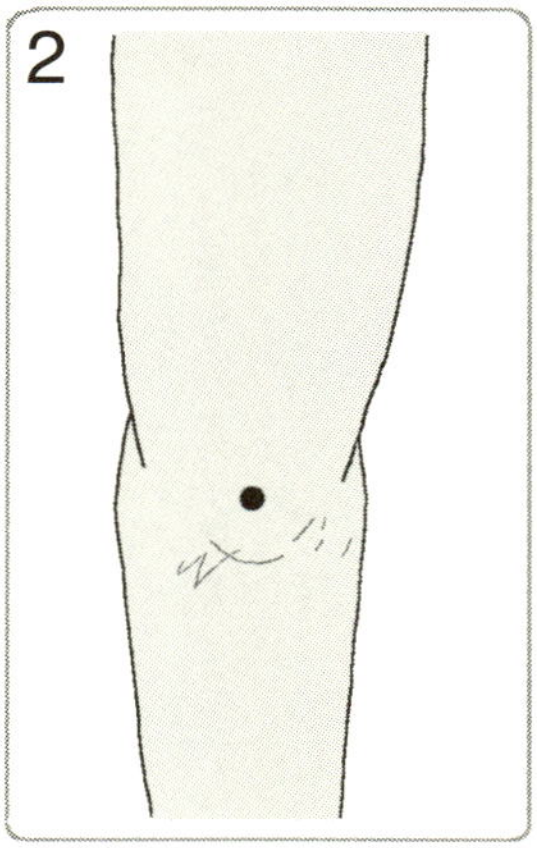

委中《いちゅう》

膝の真後ろの中心部（曲げて
できるシワの高さ）

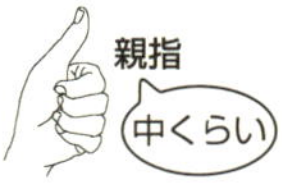

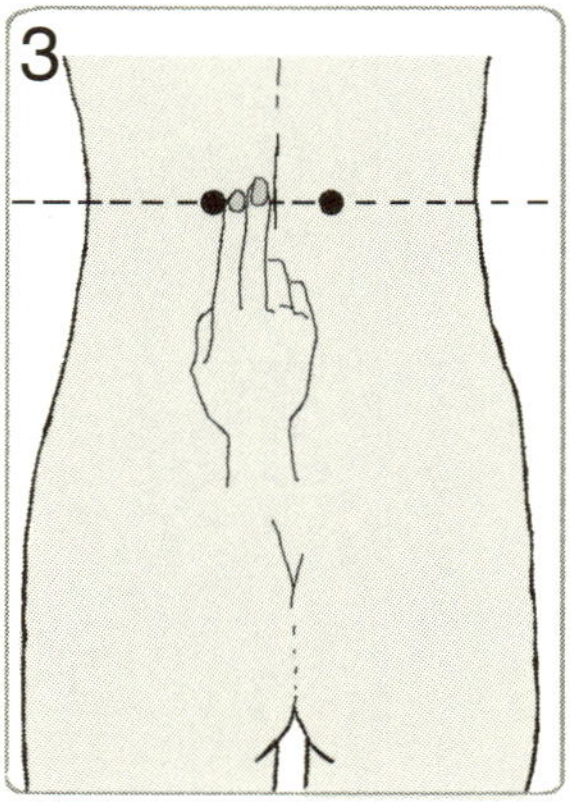

腎兪《じんゆ》

ウエストラインと背骨の交点横、
背骨から指二本分外側の所

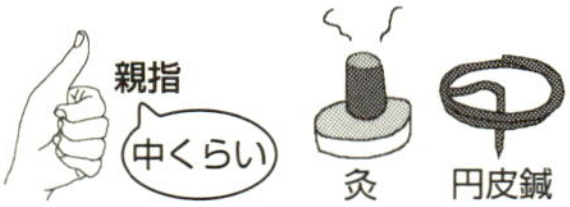

42 膝《ひざ》の痛み

膝は体重を支える大きな関節で、加齢により筋力が落ちたり、関節の中の軟骨が減ったりして、痛みがでやすい部位です。階段の上り下りや床から起き上がる時に荷重がかかりやすく、負担が大きいと痛みます。サポーターや関節の水を抜くのは、一時的には有効ですが、再発を防ぐには、1、筋力トレーニング、2、体重の減量、3、ツボ押し・お灸が有効です。

1の筋力トレーニングは、Ⓐ椅子に腰掛けて、膝を伸ばし、そのまま五秒保つのを十回位、Ⓑ仰向けに寝て、膝の下にバスタオルを丸めて入れ、足を伸ばして押さえる、そのまま五秒保持し、力を抜くのを二十～三十回位、秒数や回数は、ご自分の体調に合わせて、痛くなるまでやり過ぎないようにご注意ください（P206膝痛体操の項参照）。Ⓐはテレビを見ながら、Ⓑは布団の中でもできます。2の減量のコツですが、ついついお菓子を食べてしまう方は、代わりに小豆《あずき》や南瓜《かぼちゃ》を食べると、カロリー控えめで、むくみ予防にもよいです。

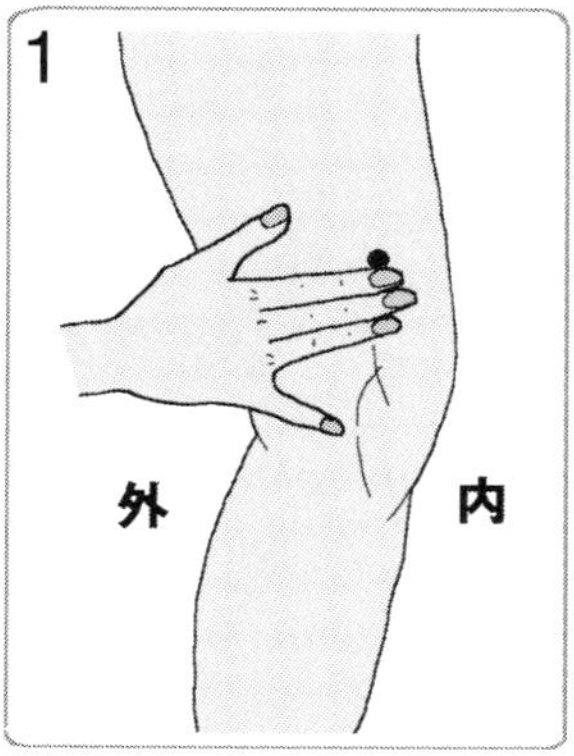

梁丘《りょうきゅう》

膝のお皿の外側から指三本上で押すとコリコリする所

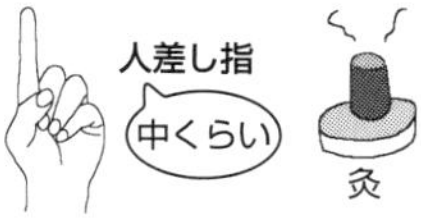

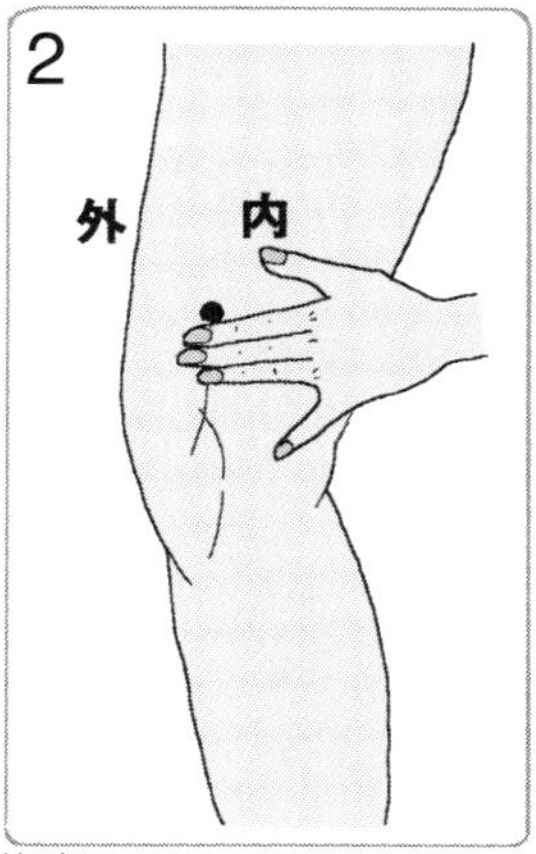

血海《けっかい》

太ももの内側、膝のお皿の内側から指三本上で押すとズーンとする所（梁丘の反対側）

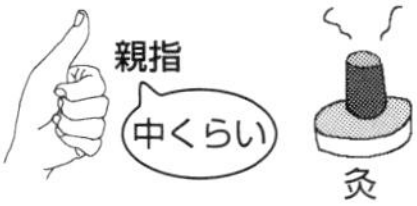

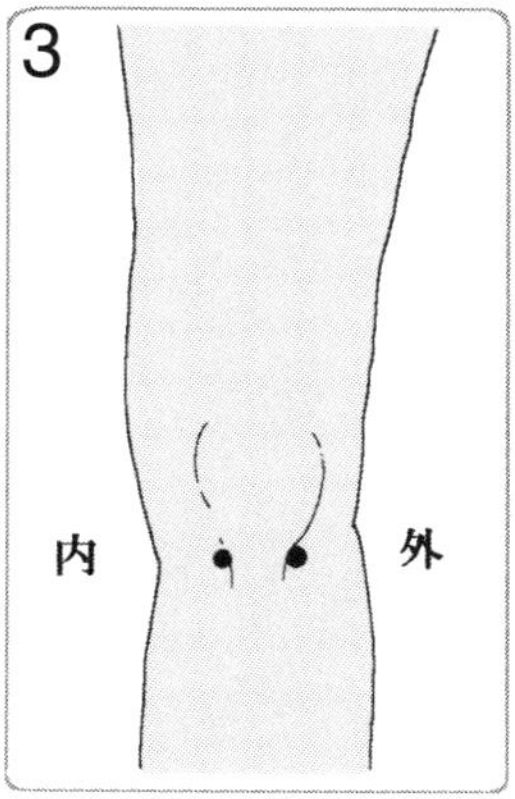

膝眼《しつがん》

膝のお皿の下側のくぼみ、内側と外側の二つある。

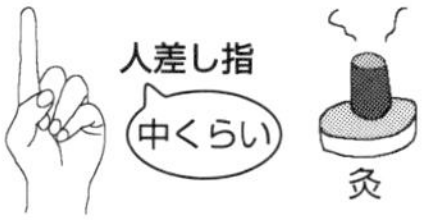

43 頭痛

頭痛は、肩や首のコリと関係が深く、いろいろな種類があります。主に片頭痛、緊張型頭痛、群発頭痛・自律神経頭痛などがあり、それぞれ、ズキンズキンと脈打つ痛み、頭全体が締め付けられる痛み、目の痛みや何度も繰り返し起こり数日続く痛みが特徴です。また、他にも後頭神経痛や頭痛薬を飲み過ぎた為に起こる薬物乱用頭痛というものもあります。

それぞれ原因があって痛みがでているので、鎮痛剤でのみ対処するよりは、日頃から左記のツボを使ってコリをほぐすことや、クーラーの風を直接頭部に受けない、パソコンを必要最低限にする、アルコールを控えるというセルフケア・養生を心がけましょう！　ただし、急性の激痛や強い吐き氣、手足の麻痺、ろれつが回らない等の神経症状が出た場合は、早めに救急の専門医に行った方がよい場合もあります。

1

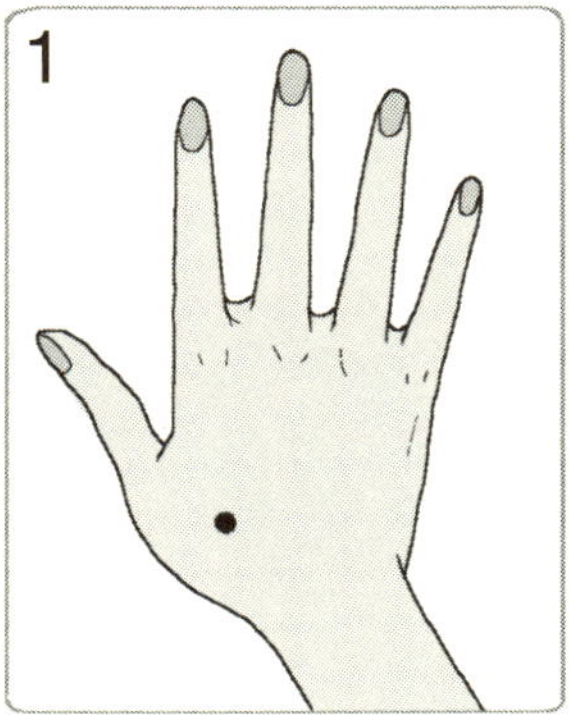

合谷《ごうこく》

親指と人差し指の間のくぼみ。人差し指側の骨に垂直に押しつけると響く所

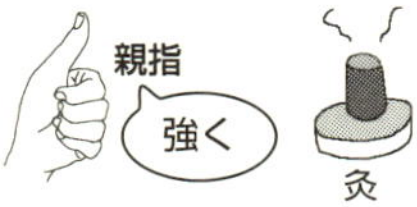

2

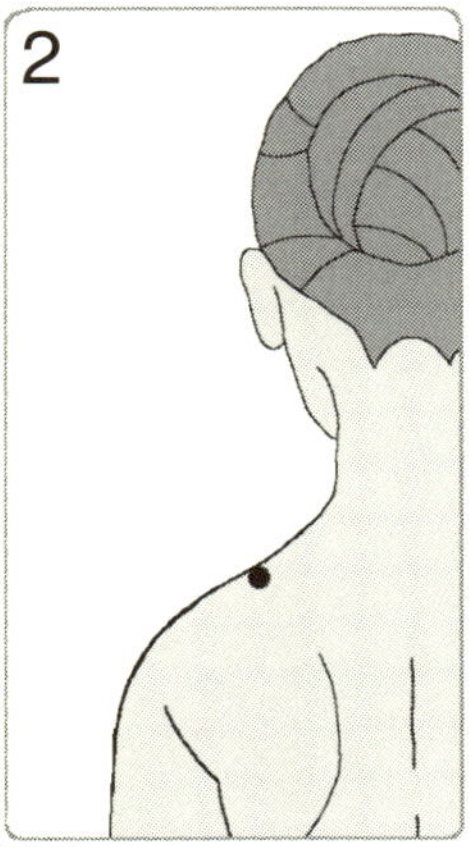

肩井《けんせい》

首の付け根と肩先の真ん中の所。肩に反対側の手のひらを自然にのせた時に、中指が当たる所

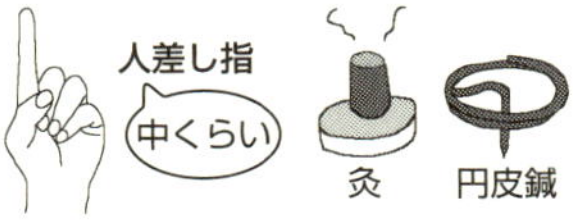

3

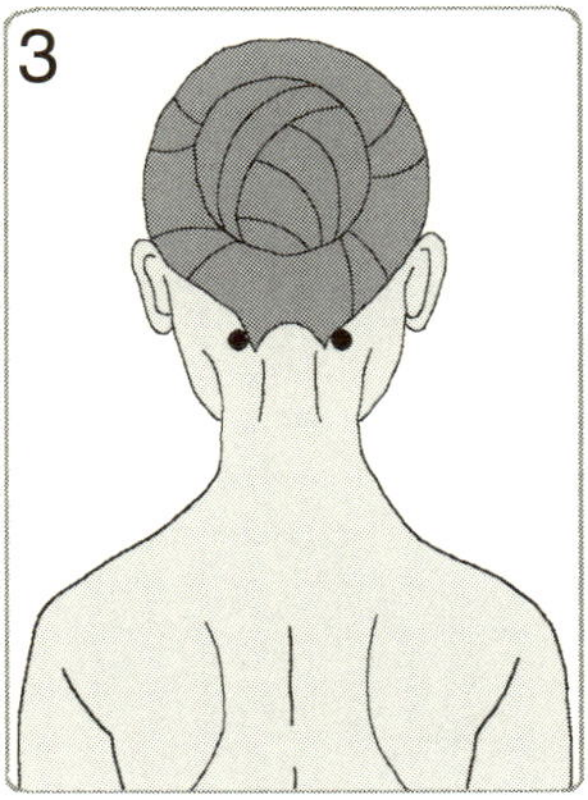

風池《ふうち》

首の後ろにある太い筋の外側のくぼみと耳のすぐ後ろにある骨との中間。押すと響く所

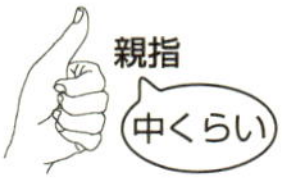

44
眼精疲労

最近はパソコンやスマホを使う方が多く、ＶＤＴ（Visual Display Terminal）症候群やテクノストレス症候群という症状も診られます。目の疲れから肩コリ、頭痛、ひどい時は吐き氣などが起こります。その予防には一時間に五〜十分の休憩がよいと言われますが、行うのはちょっと難しいですよね。日頃からトイレやお茶入れ等に立った時に、軽く首や肩のストレッチをしたり、背伸びをしましょう！　また、必要以上のスマホや携帯メールもよくありません。たまには、スマホや携帯、ＰＣを使わない時間を作りましょう。

東洋医学では目は肝（臓）と関係がありますので、肝臓の辺りや目そのものを蒸しタオルで温めたりして、血行をよくしてあげるのが有効です。木々の緑は目によいので、たまに窓の外の緑を眺めるのも効果があります。適当な緑が見つからなければ、観葉植物でもよいですし、木や植物の氣に入ったポストカードをパソコンの横に飾るのも、氣分転換にもなりオススメです。

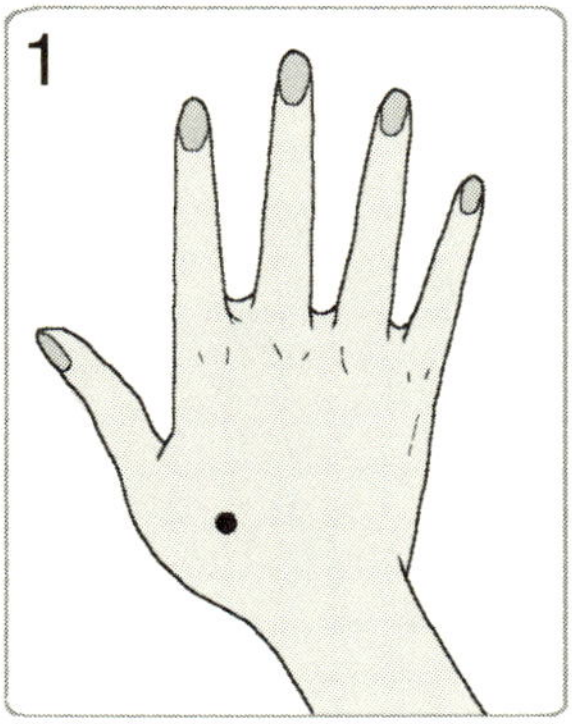

合谷《ごうこく》

親指と人差し指の間のくぼみ。人差し指側の骨に垂直に押しつけると響く所

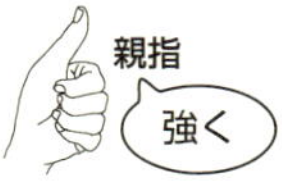

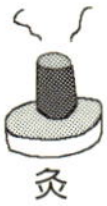

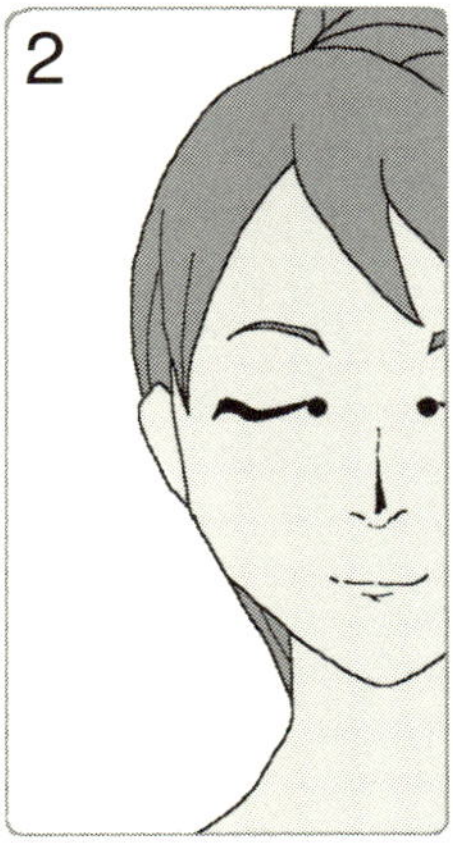

晴明《せいめい》

目頭の内側のくぼみ。骨の内側をさらに内側に少し押す

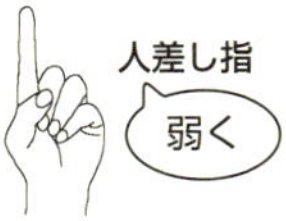

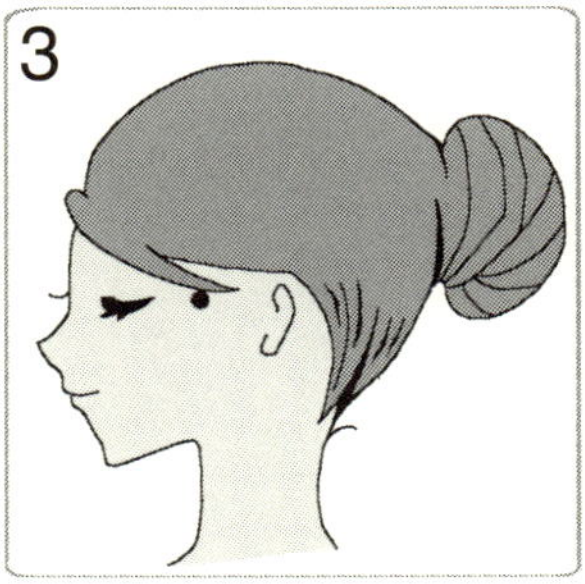

上関《じょうかん》

こめかみの所のくぼみ。グリグリすると響く所

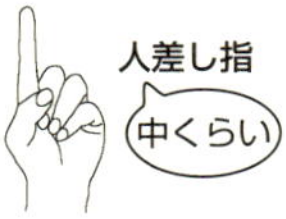

45 歯痛

疲れ過ぎたりすると、口内炎ができたり、歯が浮いたりしますよね。ツボ押しでは、歯そのものの治療はできませんが、歯痛を軽減させる鎮痛効果は期待できます。昔、中国で手術に鍼を使って麻酔をするというニュースがありました。その鍼麻酔では、ツボの合谷を使いました。鎮痛するには、強めに押すと効果が増します。ただし、痛みの原因を取り除くことにはなりませんので、歯科医院を早めに受診してください。

私の通っている歯医者さんによると、虫歯予防の基本は、一、汚れがつかないようにする（甘い物を摂らない、間食しない）。二、汚れが付いたら、取り除く（歯磨き・うがい）。半年に一回位、医院で定期的に点検し、歯石を除去してもらう。三、汚れに対して歯を強くするには、フッ素がよいそうです、フッ素は緑茶や海藻、味噌等にも多く含まれるので、ワカメのお味噌汁を頂き、食後に緑茶を飲むのが歯にもよいですね。

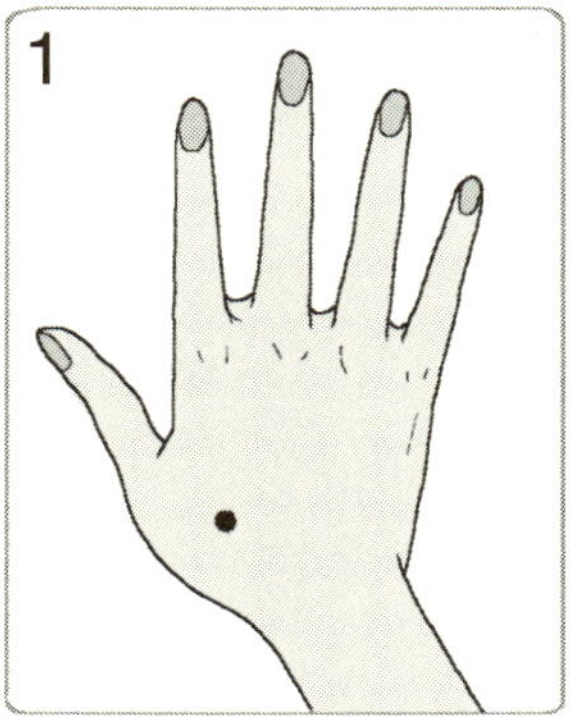

合谷《ごうこく》

親指と人差し指の間のくぼみ。人差し指側の骨に垂直に押しつけると響く所

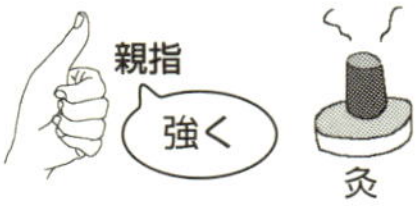

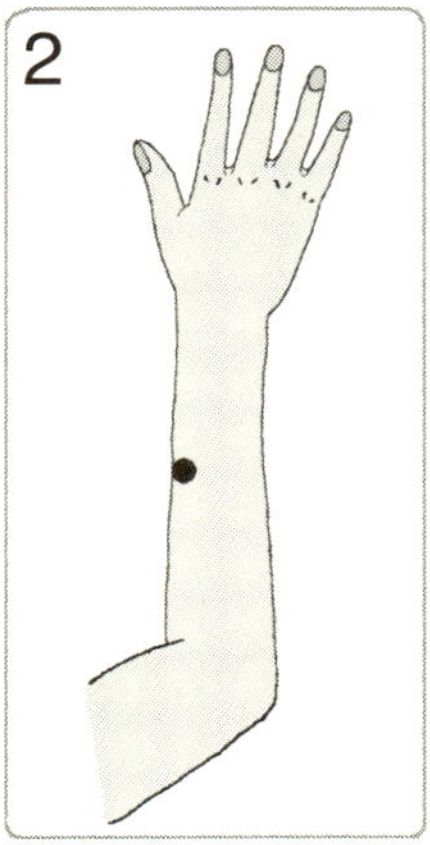

温溜《おんる》

親指側で肘を曲げた時にできるシワと手首のシワのちょうど中間。コリコリする所

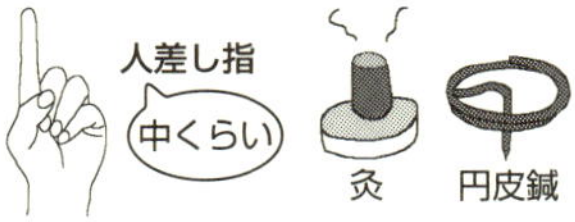

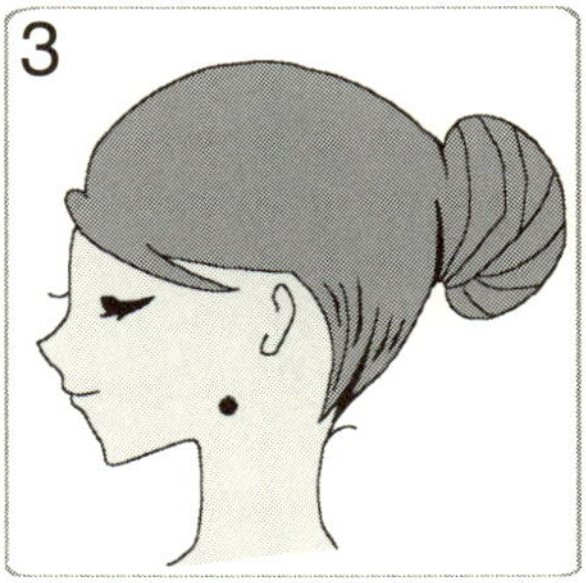

頬車《きょうしゃ》

あごの角の少し上の所で口を開けるとくぼみができ、押すと響く所

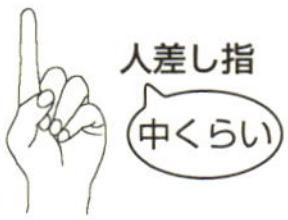

46

花粉症

もうすっかり国民病になってしまった花粉症。皆さんは、いかがでしょうか？　今まで大丈夫だったけど、最近、くしゃみや鼻水、目のかゆみなどを感じるという方もいらっしゃるかもしれませんね。花粉症は、吸い込んだ総量や体調によっても発症します。今は、花粉症でない方も、なるべく吸わないようにマスク（特に飛散の多い日だけでも可）やメガネなどで防御するのがよいでしょう。

東洋医学では、花粉症の原因を内因（身体の内側の原因）と外因（外側の原因）に分けますが、外因は花粉で、内因は呼吸器系や消化器系が弱かったりすることが関係しています。また、身体の水分量が多く、代謝が悪いことや、冷えなどもアレルギーの症状を出やすくします。日頃から水分の量に氣をつけて、身体を冷やさないようにすることが大切です。高タンパクの食事もよくありません（大豆や豆乳、豆腐、納豆も摂り過ぎに注意。P78参照）。

この季節は外出が氣持ち良いですが、風に当り過ぎますと想像以上に身体は冷えますので、身体を温かく保ち、ビールやジュースの冷飲を避ける等のセルフケアも大切です。

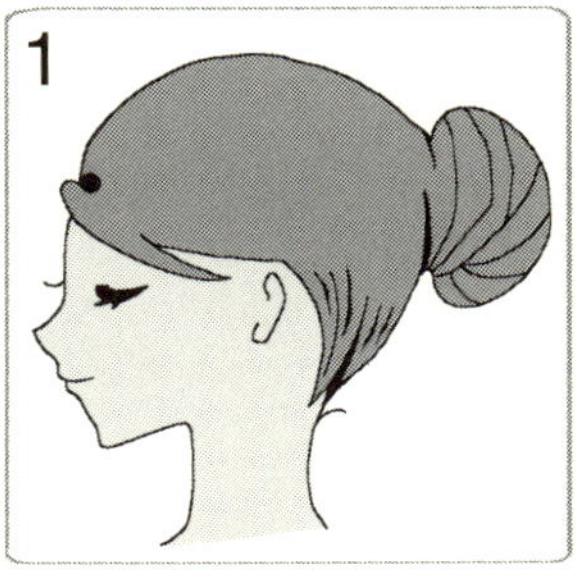

上星《じょうせい》

額の正中線上で髪の生え際から親指一本分の所、押すと少し凹む

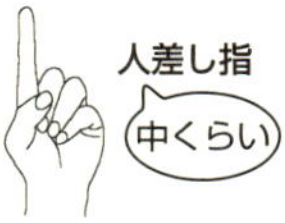

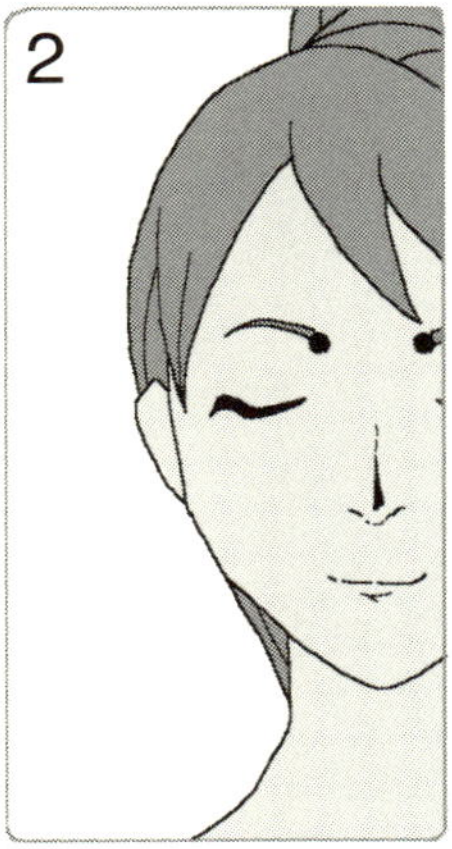

攅竹《さんちく》

眉頭のやや内側のくぼみ

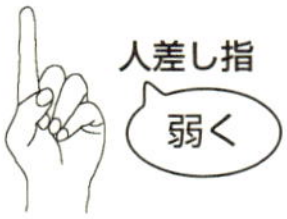

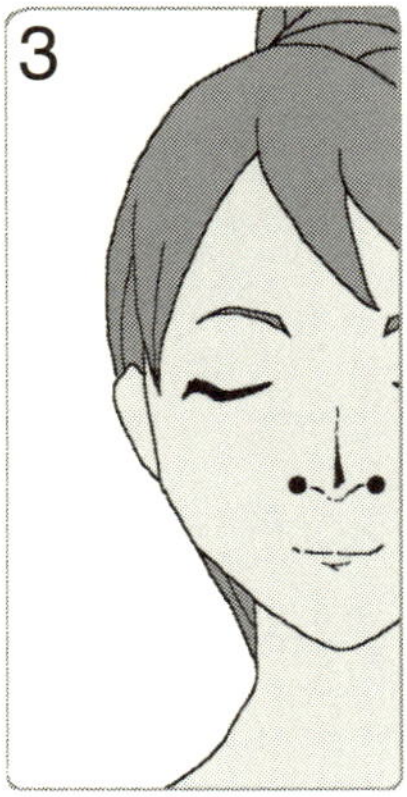

迎香《げいこう》

小鼻のすぐ横のくぼみ、押すとツーンと軽く響く所

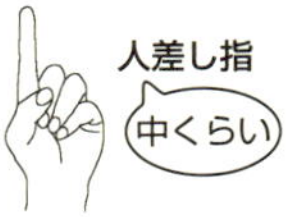

47
寝違え

季節の変わり目には首を寝違えたり、足をつったりしやすいので、注意が必要です。東洋医学では、春の季節は筋（肉）に負担がかかりやすいとなっています。春は風が温かく氣持ちがよいのですが、あたり過ぎるとかえって冷えてしまいます。また、枕が合わなかったり、不自然な寝方をしたり、無理に首を伸ばして、痛める場合もあります。

冷えやコリは寝違えの原因になってしまいますので、冷やさない・コリを残さない等の日頃のセルフケアが大切です。首にタオルや布を巻いて冷やさないようにしましょう。また、酢の物や梅干等、酸っぱいものを少し多めに摂るのもオススメです。

それから、たまに患者さんの中に、首のコリコリと硬い所を無理に揉《も》んだら余計に痛くなったという方がいらっしゃいます。寝違えたら無理に揉むのは禁物。痛んだ首をゴリゴリするのではなく、手や腕、肩甲骨等、患部から少し離れた左記のツボを押してみてください。

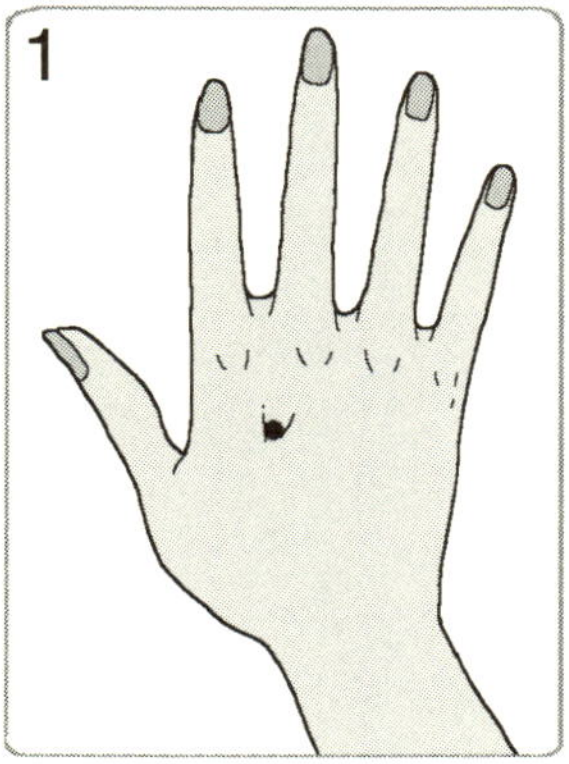

落枕《らくちん》

手の甲側で人指し指と中指の
間のコリコリする所

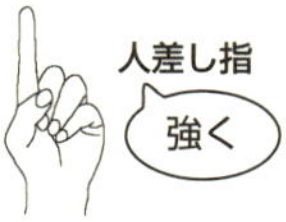

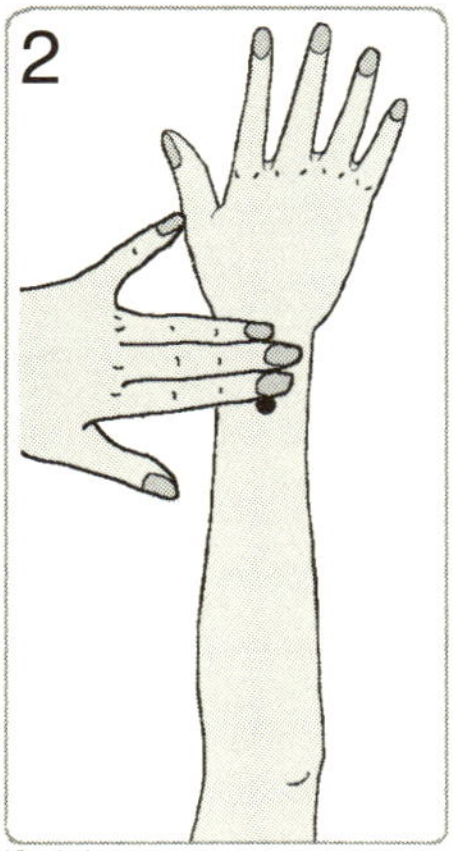

外関《がいかん》

前腕の手の甲側で手首の横ジ
ワから指三本分上のくぼみ

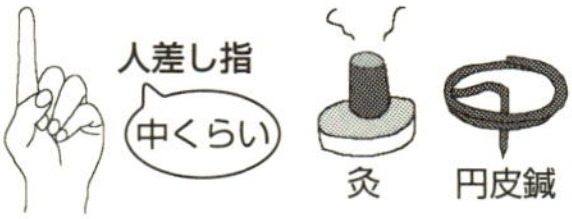

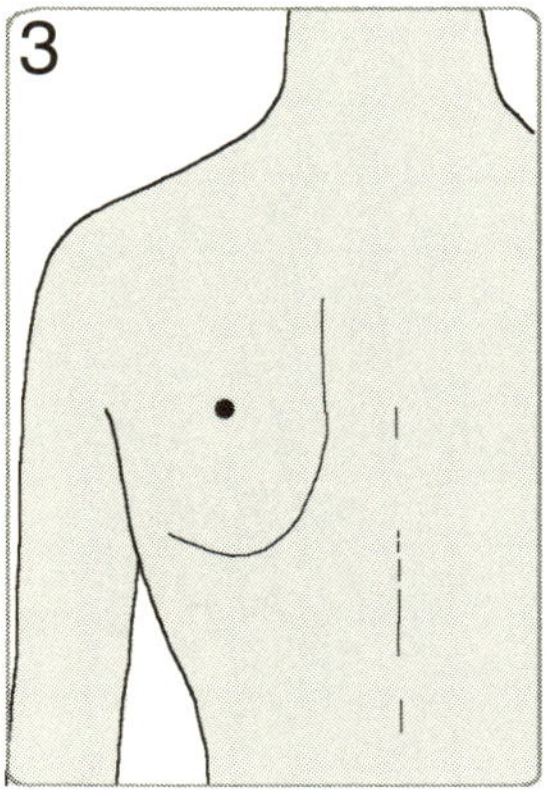

天宗《てんそう》

肩甲骨の真ん中の硬い所で、押す
とズーンと響く所

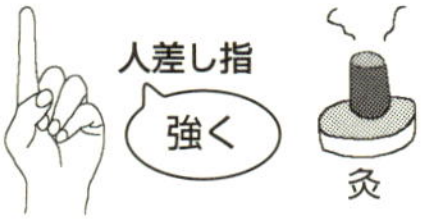

48 ギックリ腰

ギックリ腰とは、いわゆる急性腰痛のこと。『疝氣《せんき》の虫』なんて落語もありますね。ギクッとした腰の病氣みたいな意味でしょうか。そんなギックリ腰は腰の筋肉が張り過ぎていたり、無理な姿勢で物を持ち上げたりして、腰の筋肉が痛くなります。何度もギックリ腰をしたことのある人は、腰の張り具合から予測して、ギックリ腰になる前に治療に来られたり、十分な休息をとったりして、防止します。ただ、何度も繰り返す方は、筋肉が弱くなっていて、くしゃみや咳をしただけでも、ギックリ腰になってしまいます。

予防法としては、腰が張り過ぎないように氣をつけたり、急な体位変換や腰を伸ばしたままで、荷物を持ち上げたりしないことが挙げられます。また、痛む所を自分でゴリゴリ押したりするのは、逆に痛くなるので避けた方がよいです。季節の変わり目になりやすいので、冷やさないように注意。一度なると治るまで時間がかかるので、日頃から筋肉の緊張を緩める等の早めのセルフケアを心掛けましょう！

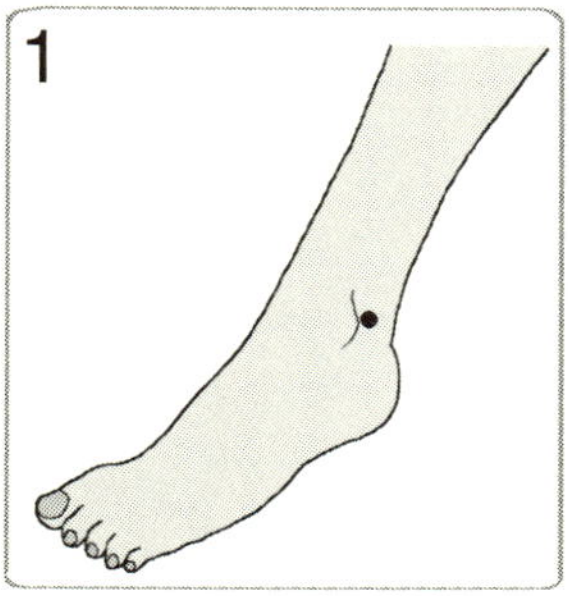

崑崙《こんろん》

外くるぶしの頂上の高さで、
後ろのアキレス腱との間のく
ぼみでグリグリする所

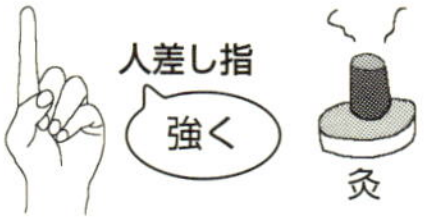

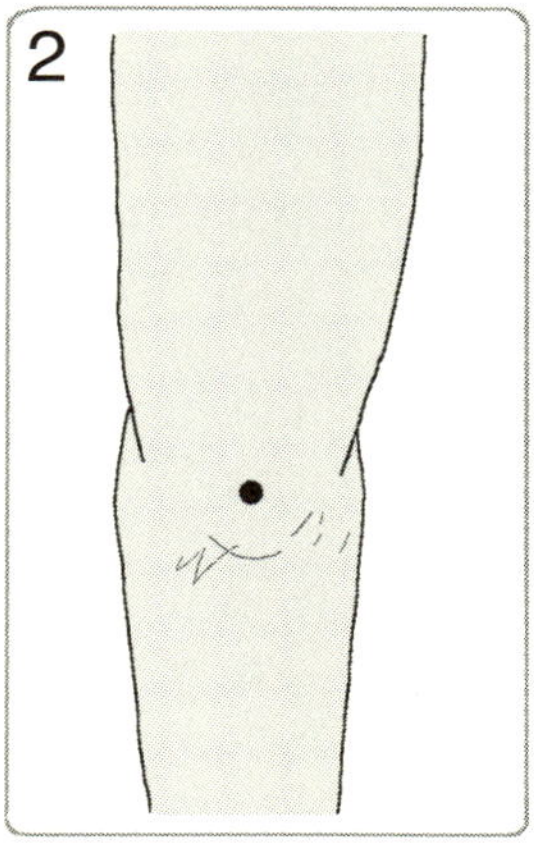

委中《い ちゅう》

膝の真後ろの中心部（曲げて
できるシワの高さ）

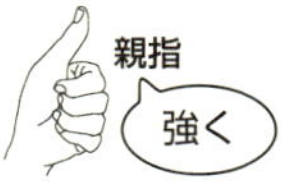

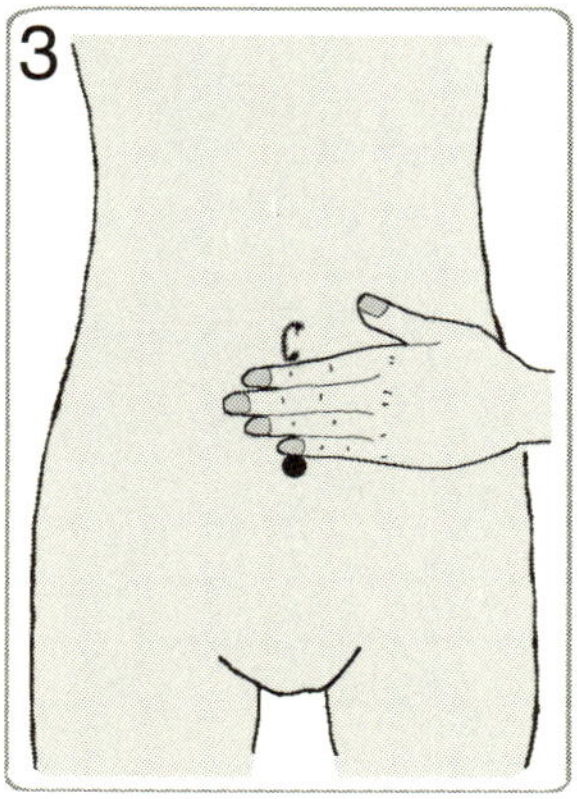

関元《かんげん》

へその直下指四本の所

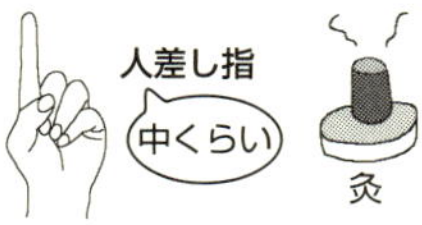

49

眠氣

春は眠いですね。「春眠暁《あかつき》を覚えず」。この言葉は、真冬より暖かく、一番冷え込む夜明け前に起きず、夜が明けて鳥が鳴く頃に目が覚めるようになって、うれしいという意味だそうです。春は季節の変わり目で、意外と身体に負担がかり、疲れます。また、日差しも強くなり、温かく日当たりが良い所では、眠くもなりますね。疲れを感じたら、早めに休息を取るのが基本ですが、車の運転中や大切な会議の時など、ウトウトは禁物です。また、多くの場合、身体的に大きな問題はないと思いますが、十分眠っているにも関わらず、眠氣が強すぎる時には、脳梗塞や心の病氣が関わっている場合があります。強い眠氣が続く場合は注意し、医療機関で検査も必要です。普通に、眠氣を感じたら、左記のツボを強めに刺激し、眠氣を覚ましましょう!

夜間の睡眠が深くなるように、定期的な運動やストレス発散法など生活習慣を見直すことも重要です。就寝前のアルコールやコーヒーなど脳に作用する物質は、睡眠が浅くなることもあるので、なるべく控えましょう。

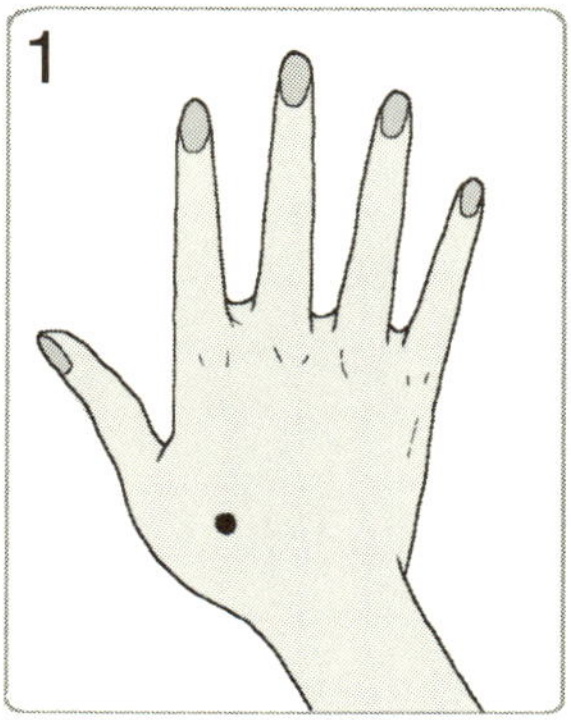

合谷《ごうこく》

親指と人差し指の間のくぼみ。人差し指側の骨に垂直に押しつけると響く所

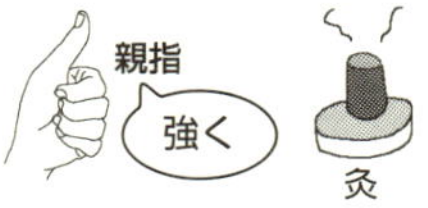

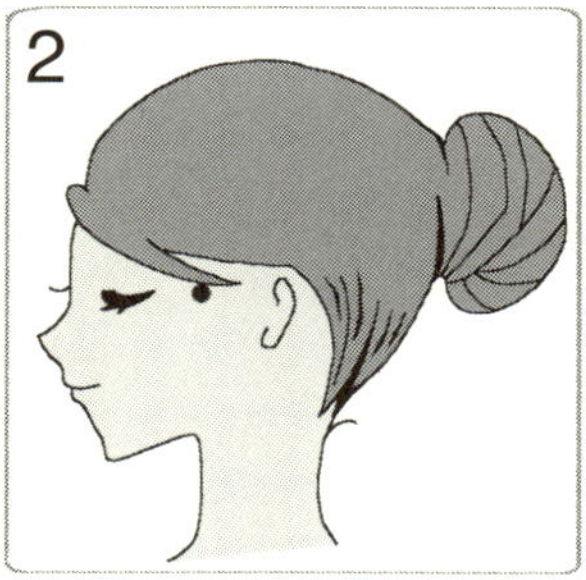

上関《じょうかん》

こめかみの所のくぼみ。グリグリすると響く所

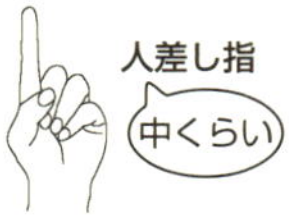

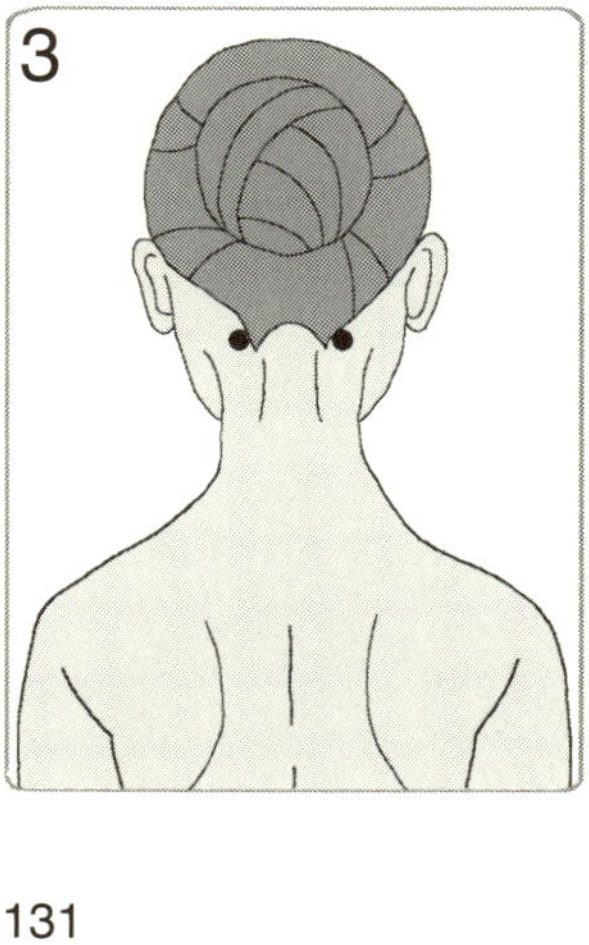

風池《ふうち》

首の後ろにある太い筋の外側のくぼみと耳のすぐ後ろにある骨との中間。押すと響く所

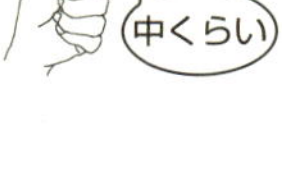

50 夏バテ

皆さんは土用の丑《うし》の日にうなぎを召し上がりますか？　東洋医学では、土用（長夏）の季節は、特に胃に氣をつけます。暦《こよみ》の土用の頃は、日差しが強いので、土を耕したりはせずに、養生に努めるそうです。人も同じで、夏の暑さにより、体力が低下し、消化能力が落ちるので、胃腸のセルフケアが大切です。うなぎはビタミンAが豊富で、滋養強壮の効果がありますし、ふりかける山椒《さんしょう》にも、胃の働きを高める作用があります。また、丑の日は「う」のついた食べ物を摂ると健康によいそうで、他にも、うどんや瓜《うり》、梅干もオススメします。それぞれ、消化しやすい、利尿作用、疲労回復の効能があり、あながち語呂合わせだけではありません。

ただし、食べ過ぎは胃に負担がかかりますので、腹七～八分目にしたり、食欲がなければ無理せずに、一食抜いたりするのもよいでしょう。また、汗をかいたら、水分補給と同時に塩分等のミネラル分も補給しましょう！

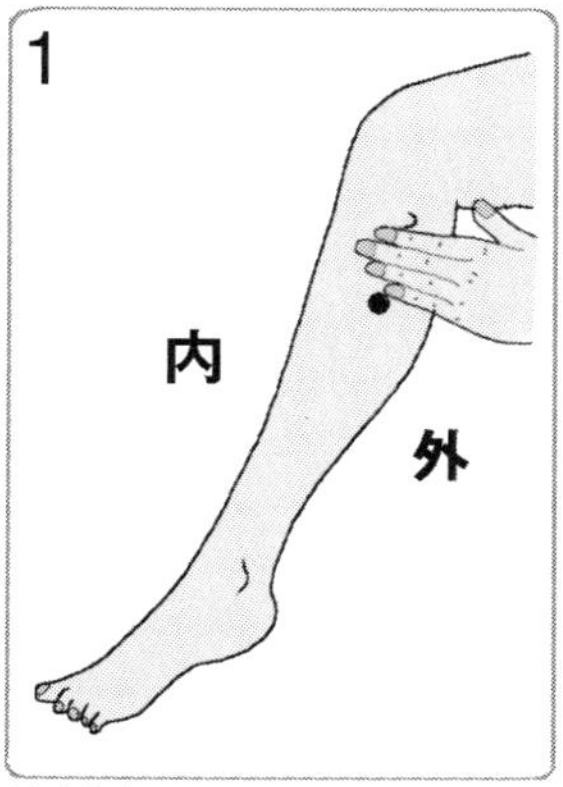

足三里《あしさんり》

膝のお皿の外側下にあるくぼみから指四本分下の所。押すと響く所

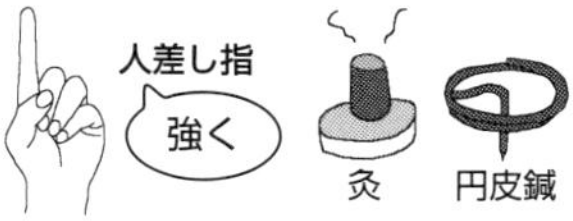

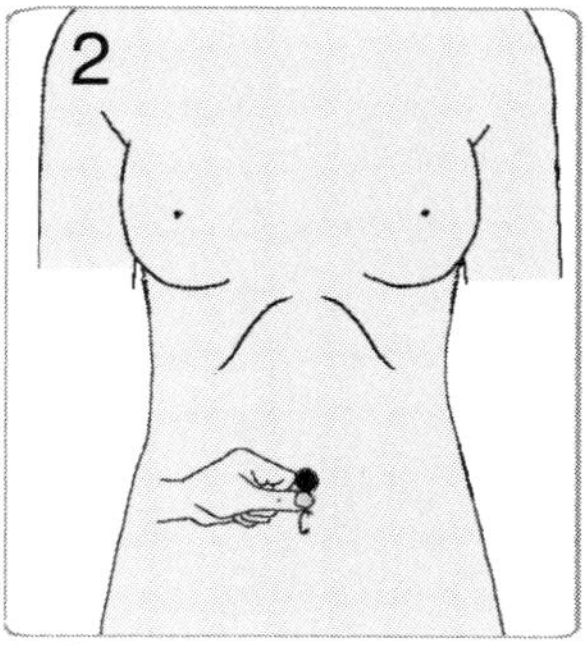

水分《すいぶん》

へそから親指一本分上の所

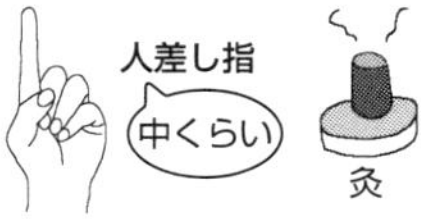

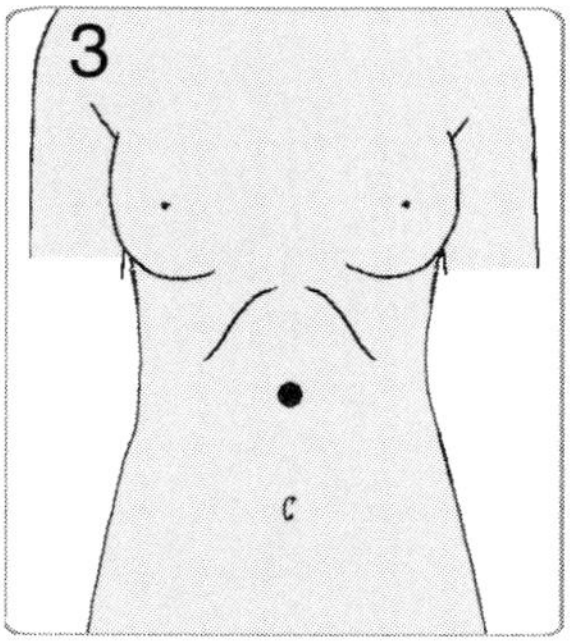

中脘《ちゅうかん》

へそとみぞおちの中間の所

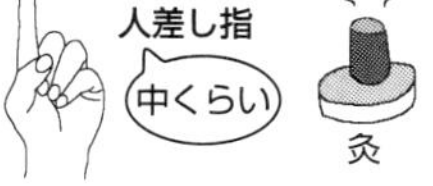

51 胃腸の不調

蒸し暑い夏は体調管理が大変ですね。クーラーで冷えた上に、冷たいものを摂り過ぎると、胃腸の働きも悪くなりがちです。胃が冷えて、動かなくなってくると背中の胃の裏辺りも張ってきます。さらに張りが進むと、左の肩にコリが出てきます。そんな時は胃腸をケアしてあげると、肩コリも軽減されることがあります。左記のツボを押したり、お灸をしたり、お腹を温めるアース式半身浴（P36参照）もオススメです。

また、夏バテには水分補給の他に、塩分等のミネラル分も補給したいものです。温かい塩番茶、梅醤番茶、梅干に温かい緑茶なども水分を摂り過ぎなくてよいでしょう。水分は冷たいと多く摂ってしまいますので、夏こそ、温かいものを少量摂るように心掛けたいものです。ただし、高血圧の方は塩分に注意し、ぬるめのミネラルウォーターなどが安心です。

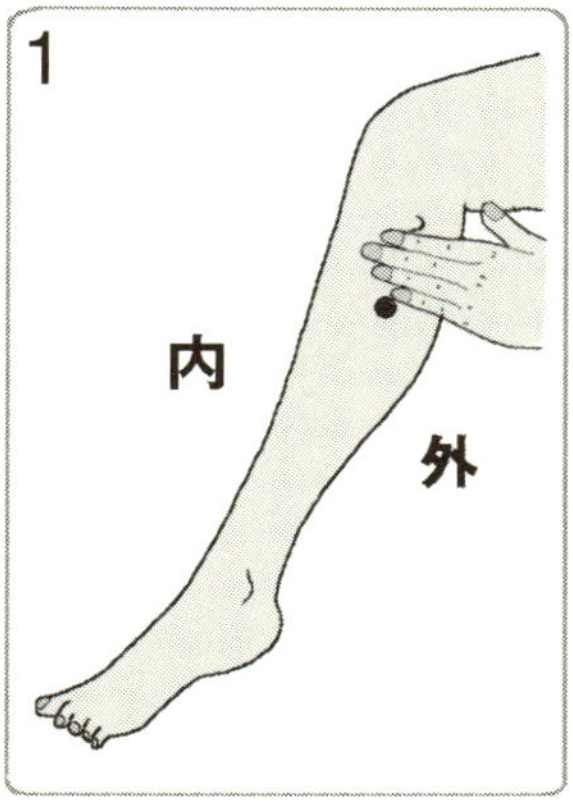

足三里《あしさんり》

膝のお皿の外側下にあるくぼみから指四本分下の所。押すと響く所

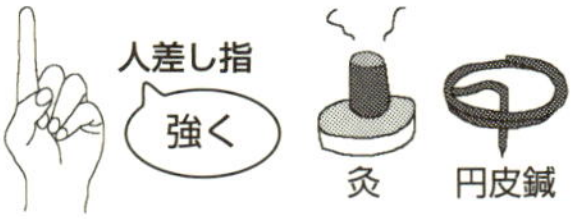

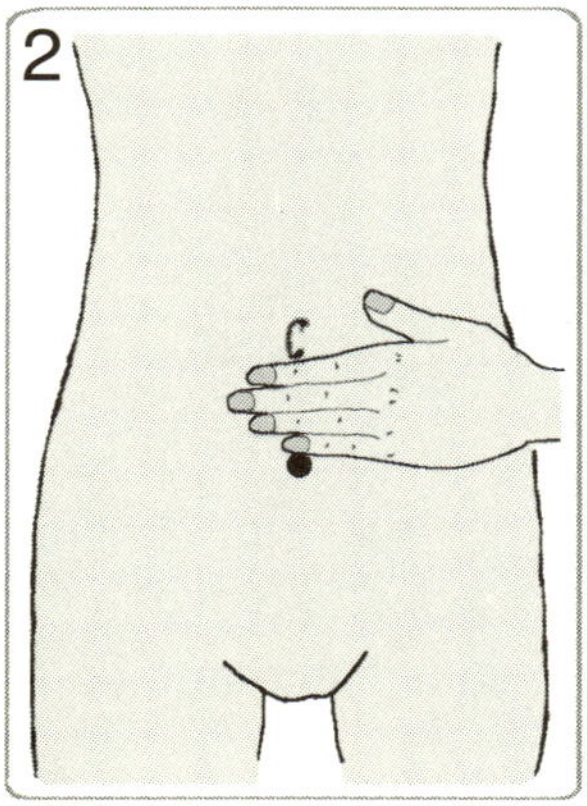

関元《かんげん》

へその直下指四本分の所

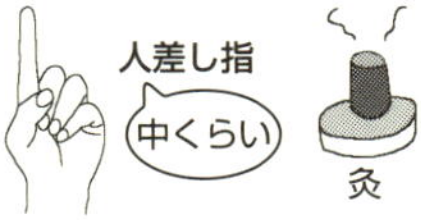

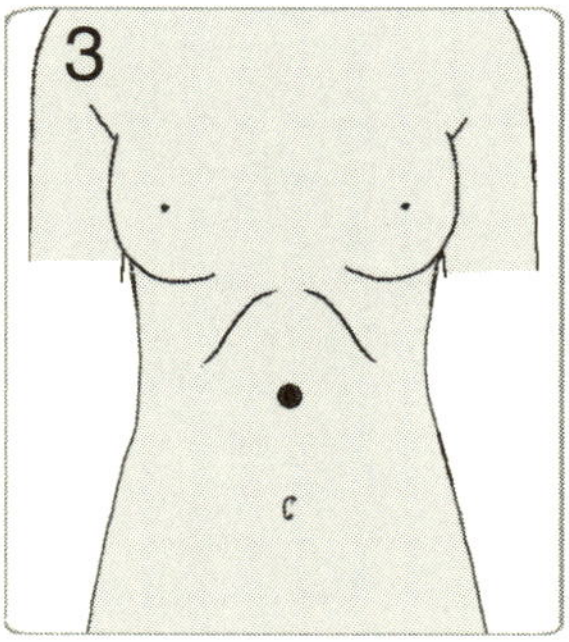

中脘《ちゅうかん》

へそとみぞおちの中間の所

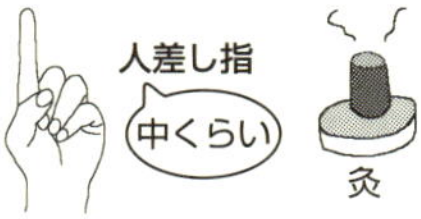

52

食傷《しょくしょう》（食あたり）

夏の時期は、食傷（食あたり）が多くなります。食傷の原因は、細菌に汚染された食品、ウイルスと言われています。鶏卵《けいらん》や肉は、サルモネラ菌。肉や野菜は大腸菌など。食中毒菌は、二十五℃以上、湿度七十％以上になると活発に活動します。そのため食傷の発生件数も毎年六月頃から増えはじめ、七・八月がピークとなっています。予防するには、手や調理器具を良く洗い、食材の衛生状態にも注意する必要があります。特に生で食べる物には細心の注意が必要です。

また、同じ食品を食べても、発症する方と、しない方、症状の軽重があるのは、それぞれの体調や免疫力、腸内細菌の状態が関係すると言われています。免疫力を高めるには、快眠、快食、快便、過度のストレスを溜めない、砂糖を摂り過ぎない等のセルフケア・養生をすることが大切です。ツボの裏内庭は食傷のお灸の特効穴でオススメです。お灸は始めてから熱くない人は熱く感じるまで、熱い人は熱く無くなるまでやってください（火傷に注意！）。

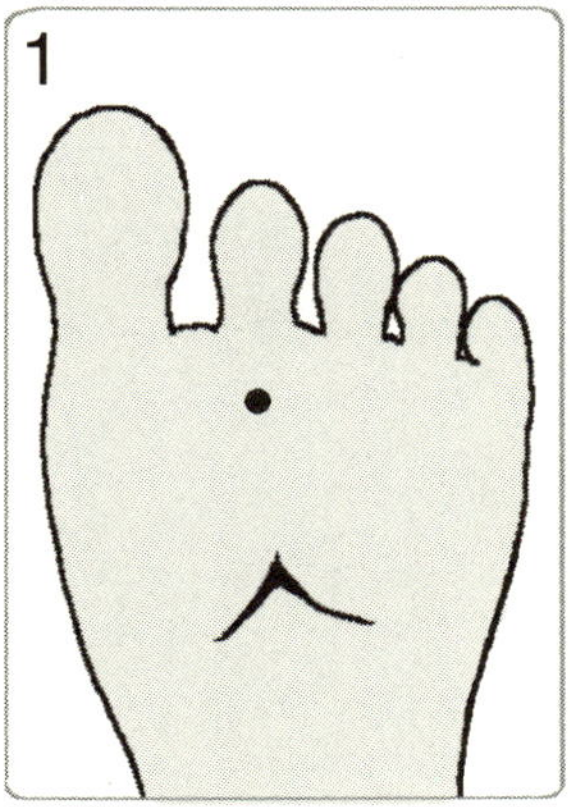

裏内庭《うらないてい》

足裏の第二趾のつけ根のふくらんだ所

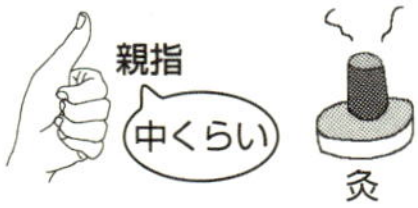

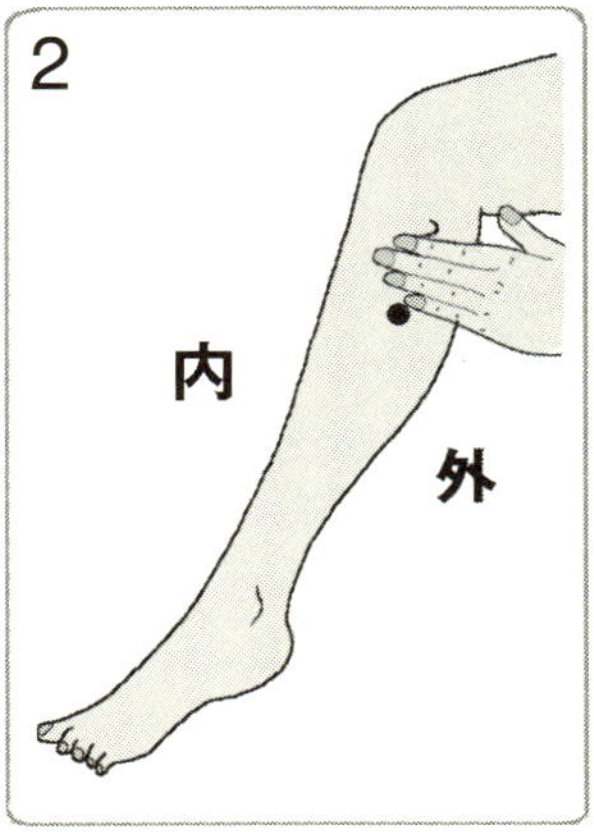

足三里《あしさんり》

膝のお皿の外側下にあるくぼみから指四本分下の所。押すと響く所

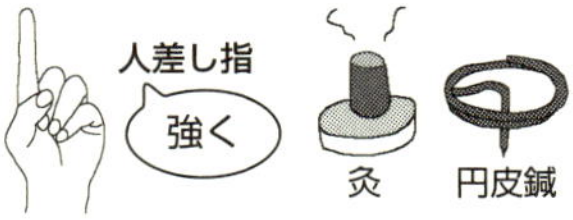

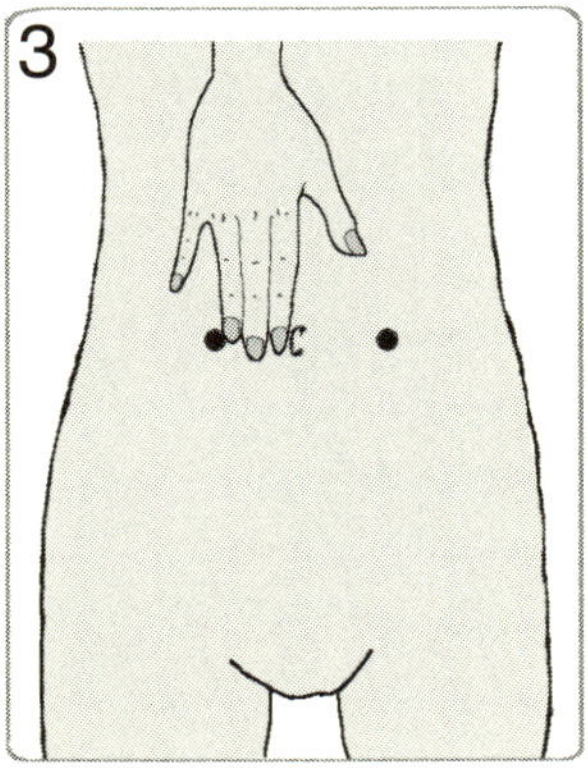

天枢《てんすう》

へそから指三本分外側の所

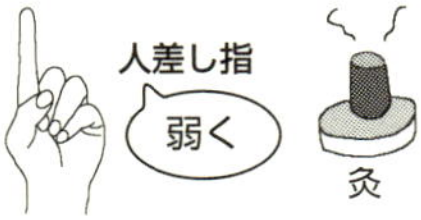

53

秋バテ

地球温暖化の影響か、年々夏が暑くなっている氣がします。これだけ暑いとクーラー無しの生活はなかなか難しいですね。しかし、最近、夏の間のクーラーで身体が冷えて、秋口に体調を崩す秋バテもあるので、ご注意ください。だるい、食欲不振、眠い、やる氣がでない等がその症状です。夏にシャワーだけだった方や、ずっと冷房の中にいた方は、しっかりと汗がかけていないので、身体の中の水分が溜まり、秋冬にひどく冷えたり、風邪をひいたりもしてしまいます。「P148夏の冷え」にも対策が書いてありますが、そのまま秋バテの予防法でもあります。秋バテは、夏前からのセルフケアが必要です。ただ、秋からでもできる対策としては、少し熱め（三十八～四十二℃）のお湯でアース式半身浴（十五分位）をし、汗をかく（汗で冷えないようにこまめにタオルでふく等の注意が必要）。一日三十分位のウォーキングをする。生姜やネギ等を食べて身体を温める「温活」も大切です。

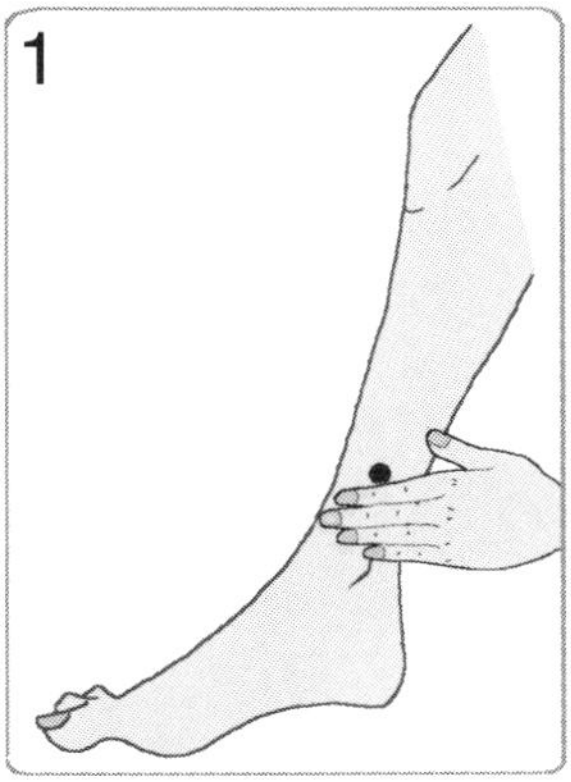

三陰交《さんいんこう》

内くるぶしの一番てっぺんから指四本分上の所で骨際のくぼみ

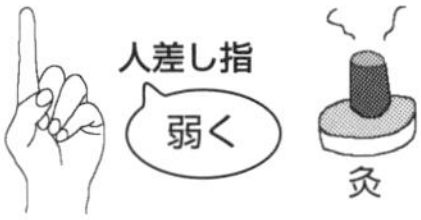

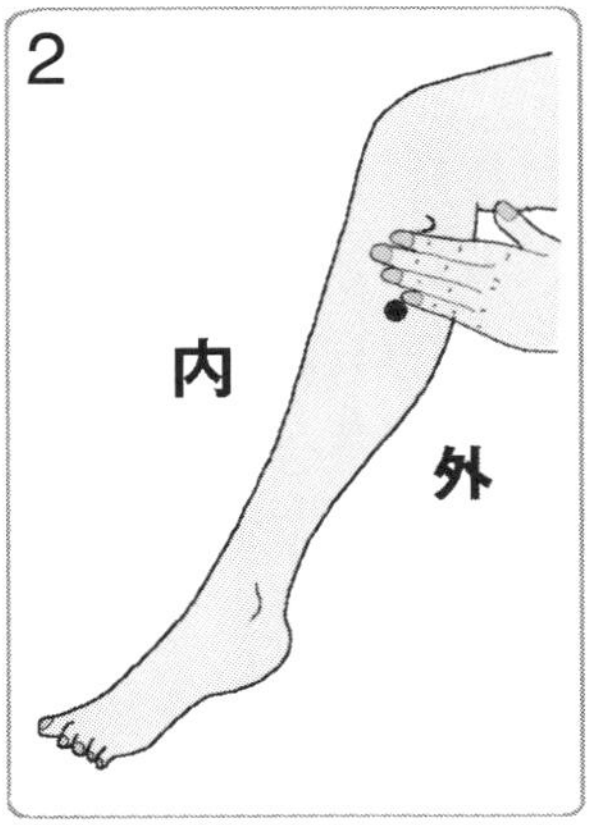

足《あし》三《さん》里《り》

膝のお皿の外側下にあるくぼみから指四本分下の所。押すと響く所

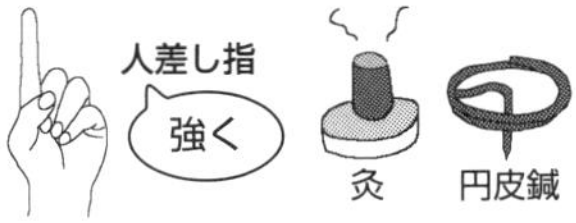

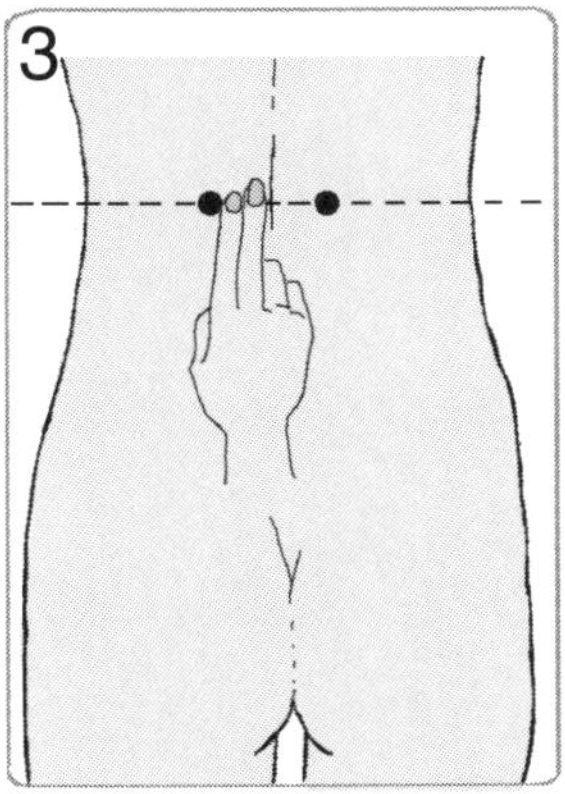

腎《じん》兪《ゆ》

ウエストラインと背骨の交点横、背骨から指二本分外側の所

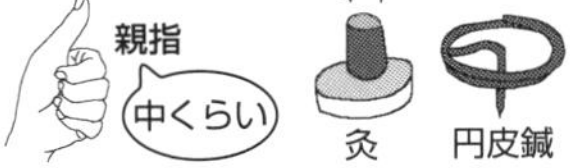

54
風邪

「風邪は万病の元」と言いますが、風邪を上手にひいて身体を整えるきっかけにするという『風邪の効用』（野口晴哉《はるちか》著　ちくま書房刊）という考えもあります。いずれにしても、ひき始めの対処が肝心です。風邪は「ふうじゃ」とも読め、風や冷えと関係があります。大きく分けると襟元《えりもと》から入るものと足元から入るものがあり、襟元からのものは、首の後ろの大きな骨（大椎《だいつい》）の辺りを温めると有効です。小さい使い捨てカイロをシャツの上から貼るのも良く（低温火傷に注意！）、鼻水も止まります。

また、足元からのものには、足湯や湯たんぽで、身体が温かくなるまで足をよく温めるのが効果的です。また、飲み物の生姜湯や葛《くず》湯、漢方薬もオススメです。風邪をひいても、すぐに薬（西洋薬）に頼らずに、温かくして、休息をとれば一週間程でよくなるでしょう。ただ、十日以上過ぎても、よくならないようでしたら、病院にかかることも必要かもしれません。

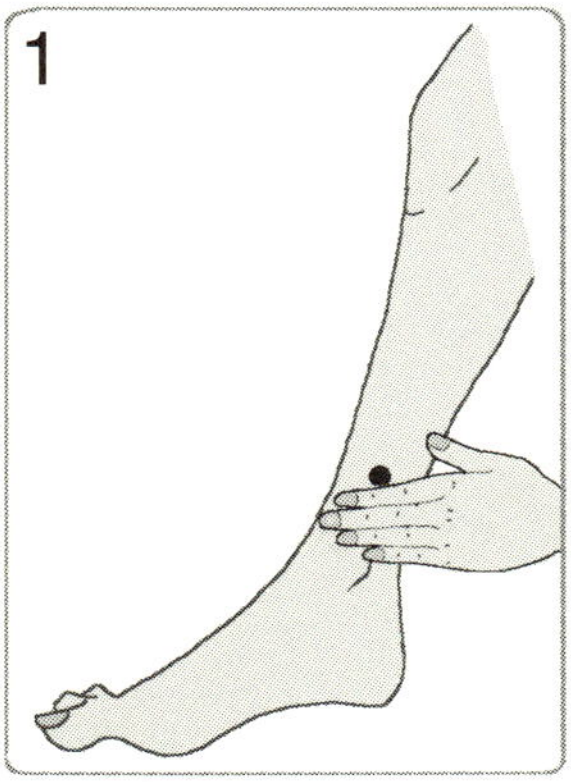

三陰交《さんいんこう》

内くるぶしの一番てっぺんから指四本分上の所で骨際のくぼみ

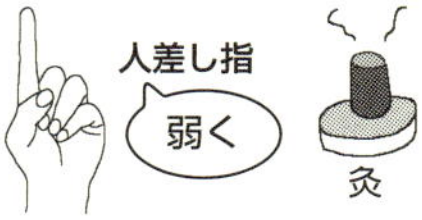

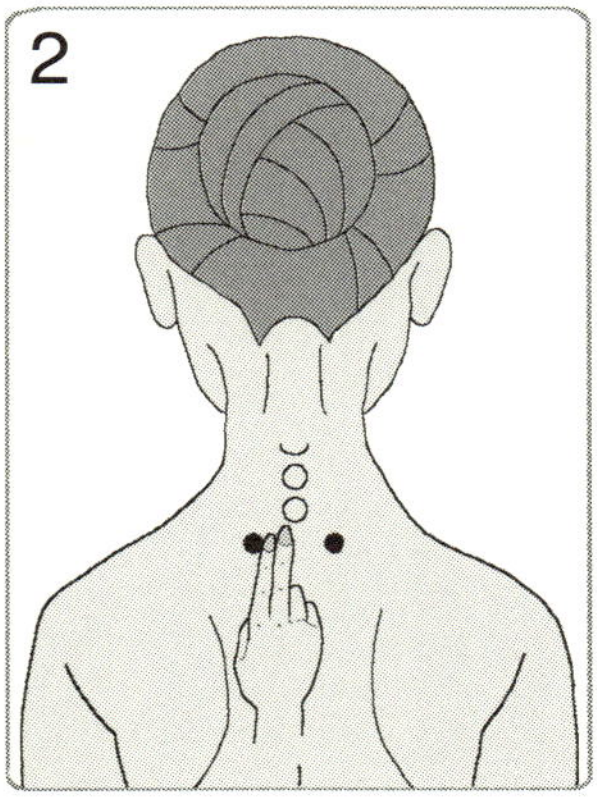

風門《ふうもん》

３の大椎から骨二つ下で、指二本外側の所

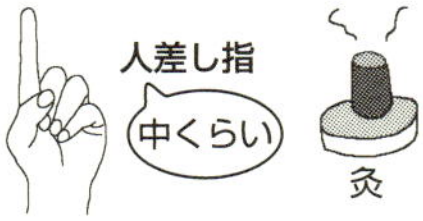

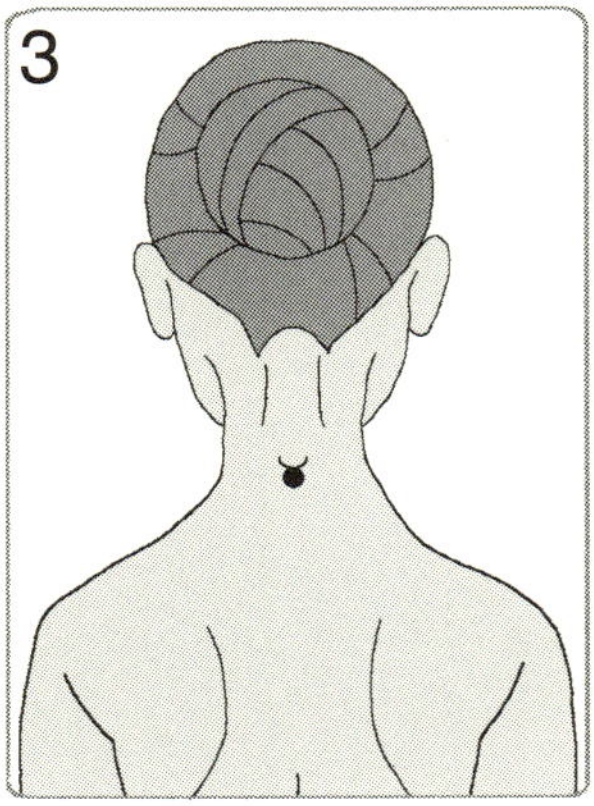

大椎《だいつい》

首を曲げると出る大きな骨の下の所

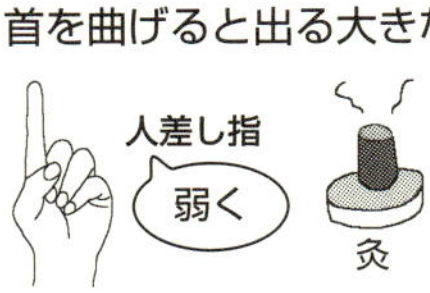

55 つらい咳《せき》

風邪の時や、喉の辺りが冷えた時は、咳が出ます。咳には乾いた咳と湿った咳の二種類があります。乾いた咳（コンコン）は風邪、湿った咳（ゲホゲホ）で痰《たん》が出る場合は風邪の後期、氣管支炎や肺炎等が考えられます。咳は、身体が菌などの異物を排出しようとする防御反応で、身体には必要なものなので、無理に止めるのではなく、上手く菌や異物を排出することが大切です。ただ、長く続く咳は、体力も低下していきますので、左記のツボで和らげましょう！　さらに、より効果を高めるに、肩甲骨の間で硬く張っているところをツボ押しするのもよい方法です。

また、乾燥もよくないので、マスクや加湿器で喉を保護しましょう。飲み物では蓮根を節も含めてすりおろし、ガーゼに包んで絞ります。その汁をお湯で少し薄めて、生姜少々と自然塩か醤油を加え、味を調えた物を飲むと有効です。

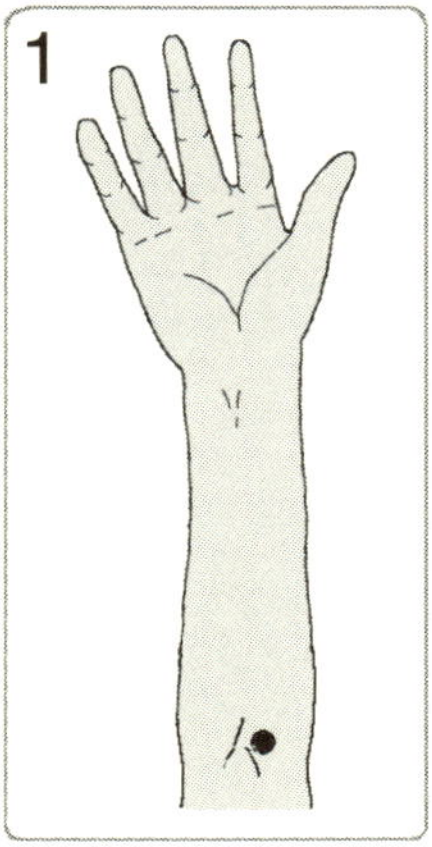

尺沢《しゃくたく》
ひじを曲げてできるシワの親指側で腱の外側のくぼみ

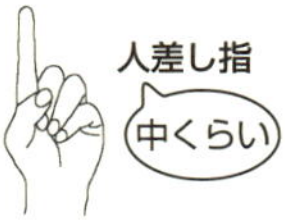

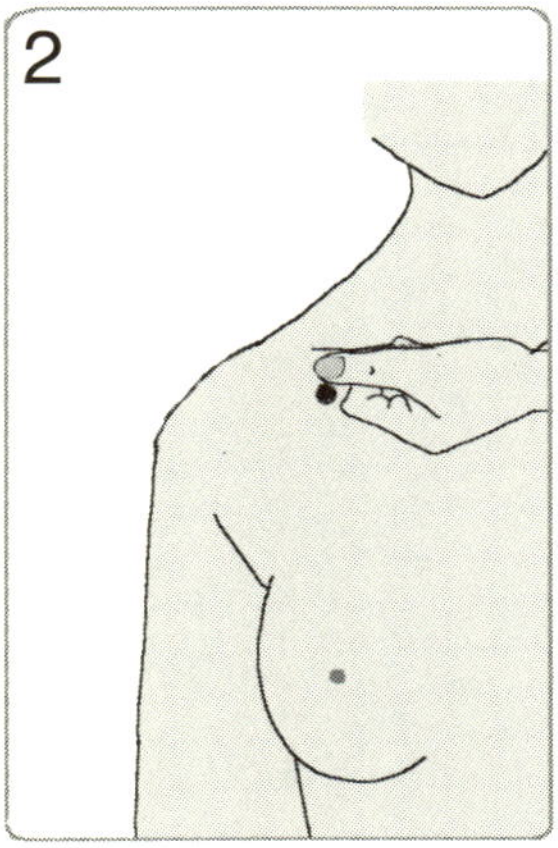

中府《ちゅうふ》
鎖骨下外側のくぼみから、親指一本分下の所

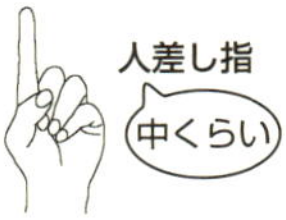

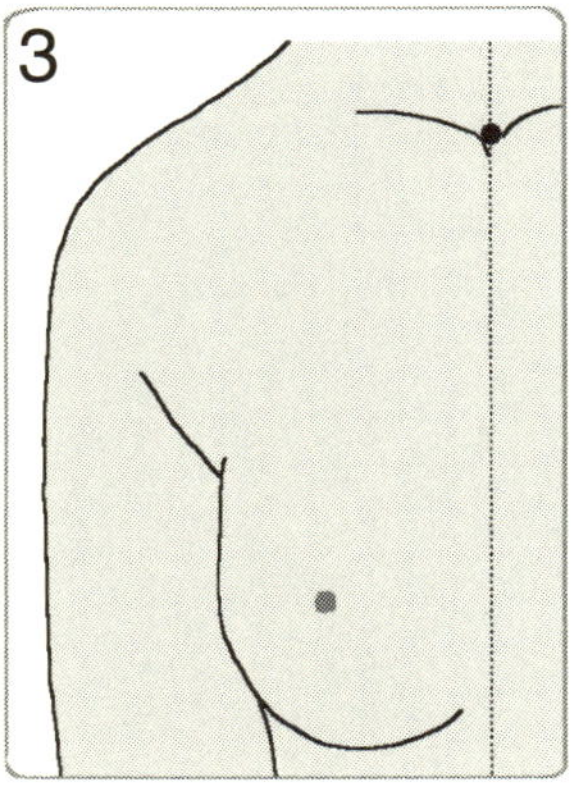

天突《てんとつ》
胸部の正中線上で、左右の鎖骨が合わさる所のくぼみ

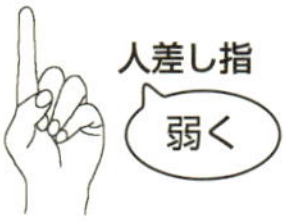

56 鼻水・鼻づまり

季節の変わり目は風邪をひきやすいですね。風邪をひくと、鼻水が出て、鼻がつまることがあります。風邪以外にも、寒暖の温度変化や起床時、花粉症等でも同様の症状になります。鼻水で菌や埃《ほこり》等を洗い流す身体の防御反応なのですが、長引いて、鼻がつまると、口呼吸になり、苦しく、集中力もなくなってきます。重要な会議や試験の時などは困ってしまいますよね。

また、アレルギー性鼻炎の場合は原因を避けると共に、高タンパクの食品を摂り過ぎないことも重要です。部屋の加湿をする時に、ミントやティートゥリーでアロマをしたり、ティッシュに含ませて時々嗅いだりするのも有効です。左記のツボも鼻が通るようになるので、押してみてください。また、首を前に曲げて、ポコッと後ろに出る首の骨（大椎）辺りに小さな使い捨てカイロを服の上から貼って温めると鼻水が止まります（低温火傷に注意！）。

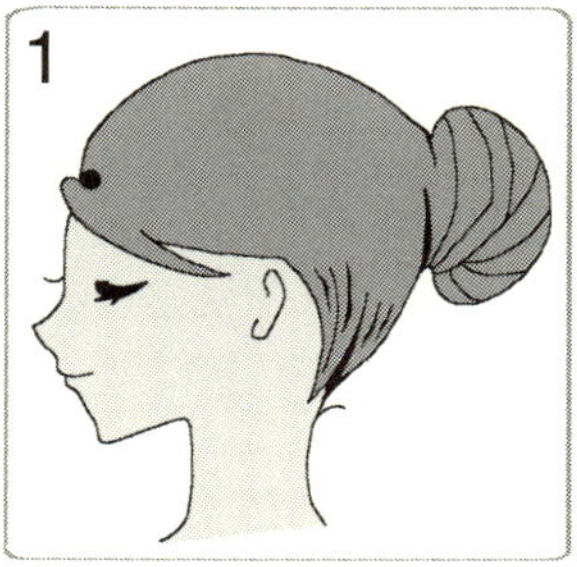

上星《じょうせい》

額の正中線上で髪の生え際から親指一本分の所、押すと少し凹む

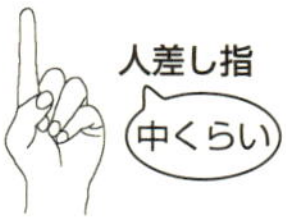

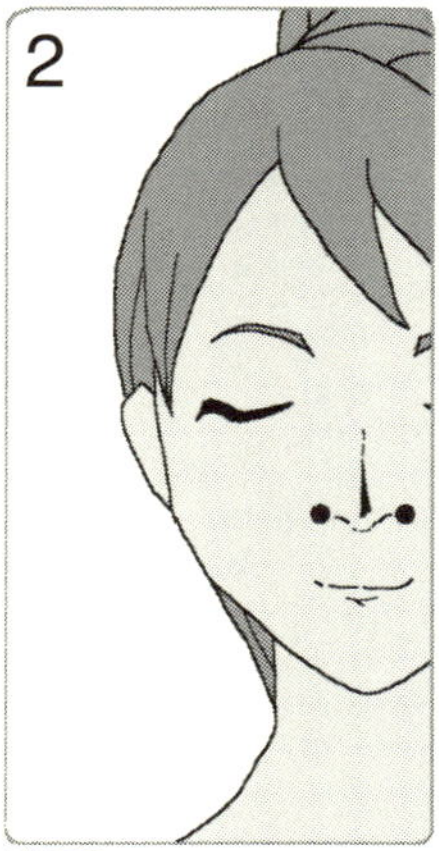

迎香《げいこう》

小鼻のすぐ横のくぼみ、押すとツーンと軽く響く所

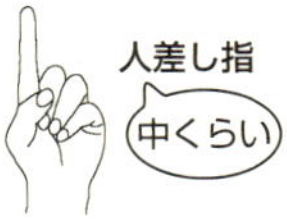

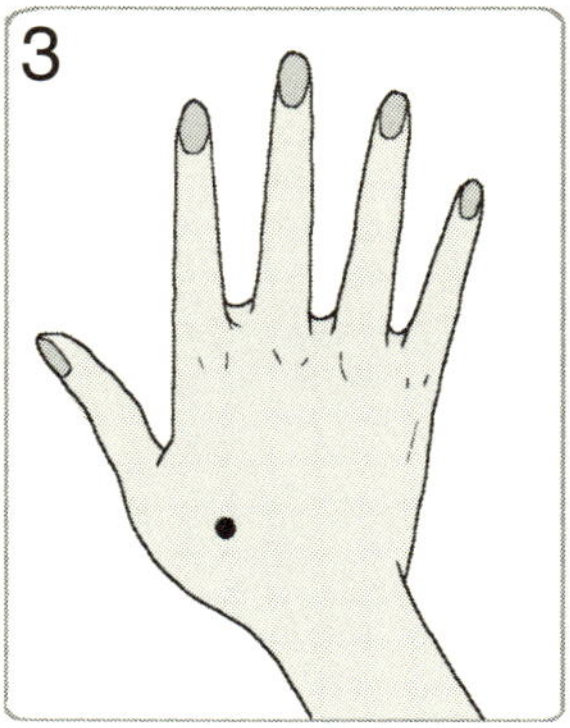

合谷《ごうこく》

親指と人差し指の間のくぼみ。人差し指側の骨に垂直に押しつけると響く所

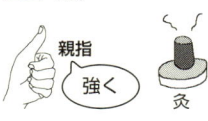

57 女性の身体・生理痛

女性の身体は男性に比べ、ホルモンのバランスを崩しやすく繊細です。またリウマチやバセドー病や婦人科疾患など、女性に多い病氣もあります。そんな女性の身体を整える目安は、①身体を冷やさない・温める　②副交感神経を高め、リラックスする　③基礎体温表を付ける等自分の体調を把握する。具体的には　①はアース式半身浴やお灸・湯たんぽをする。身体を冷やさない食事法　②スローライフを心がけ、仕事やパソコン等は程々に、左記のツボ押し　③最低三ヵ月は続けて自分の体調を知る。

特に女性の場合、生理との関係で体温も体調も一定ではありません。冷えや、忙しすぎる生活や過度のストレスは、身体にとって好ましくありません。生理痛、子宮筋腫、子宮内膜症、不妊症のベースになってしまいます。ご自分の身体を知り、まずは冷えのない身体になり、頭寒足熱《ずかんそくねつ》等、日々のセルフケア・養生を心がけましょう！　生理痛の軽減には、布ナプキンを使うのもよいですよ。

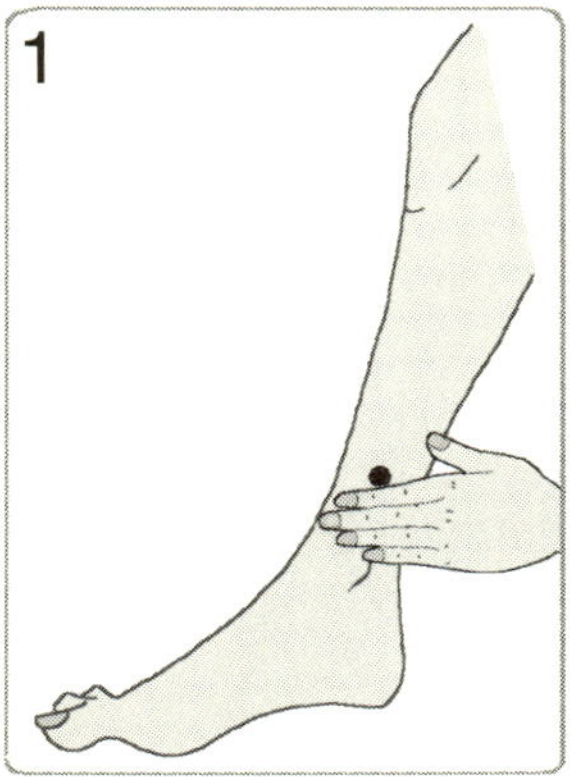

三陰交《さんいんこう》

内くるぶしの一番てっぺんから指四本分上の所で骨際のくぼみ

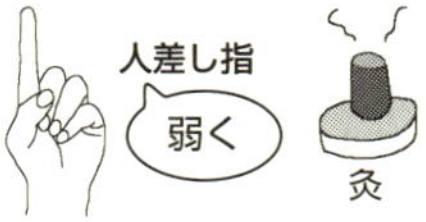

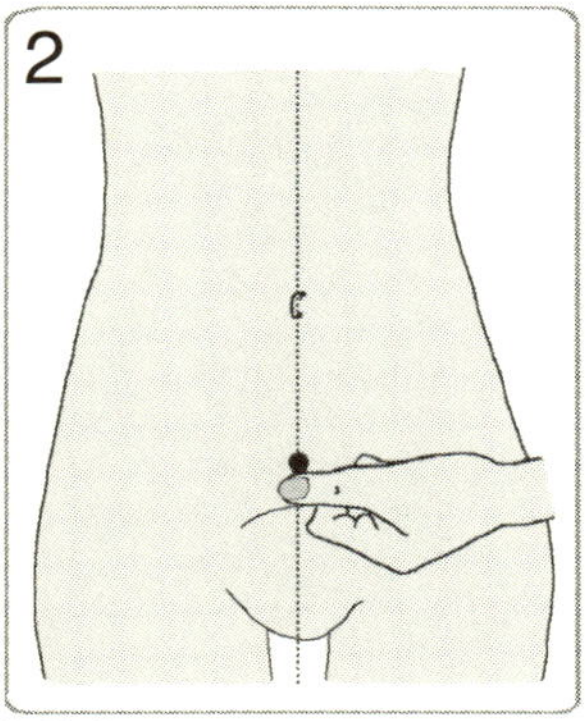

中極《ちゅうきょく》

腹部の正中線上、恥骨の上から親指一本分の所

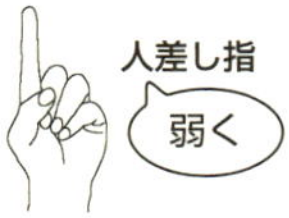

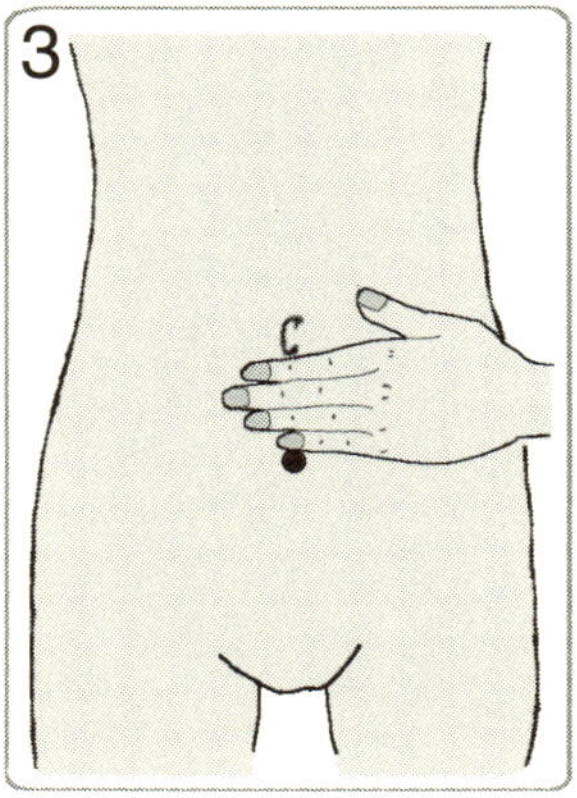

関元《かんげん》

へその直下指四本分の所

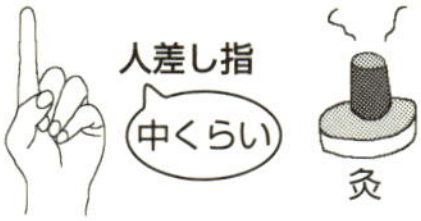

58 夏の冷え・冷え症

なんで、夏なのに冷えの話？　と思われるかもしれませんが、最近は冬の冷えよりも夏のクーラーによる冷えの方が深刻です。クーラーは冷蔵庫と同じようなもので、身体の芯から冷えてしまいます。クーラーの風が軽く当っているだけでも、長期になると頭痛やしびれ、だるさといった症状になってきますし、冷房病や冷え症の原因になります。冷え症は女性に多いですが、最近は意外に男性でも手足の冷えで悩む患者さんがいます。そうは言っても暑い夏に、クーラー無しというのも難しいですね。

対策としては直接、通風口の風が当らないように、方向を変えたり、ガードをしたりする。扇風機を上に付けて空氣を循環させる。膝掛けや厚手の靴下や下着を多めにする、冷氣がひどい時は湯たんぽ等が考えられます。今日は冷えがきついなぁと感じる日があったら、少し熱めのお湯でのアース式の半身浴もオススメです。さらに自宅でのお灸も効果的です。

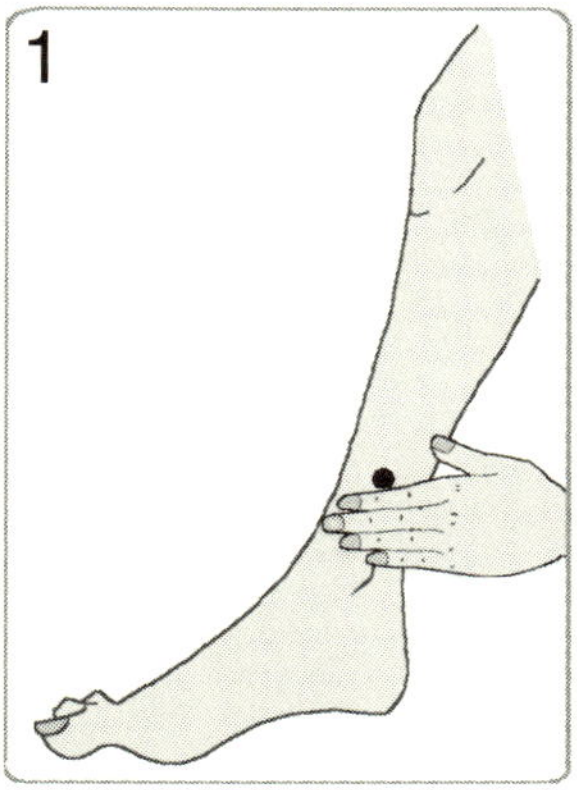

三陰交《さんいんこう》

内くるぶしの一番てっぺんから指四本分上の所で骨際のくぼみ

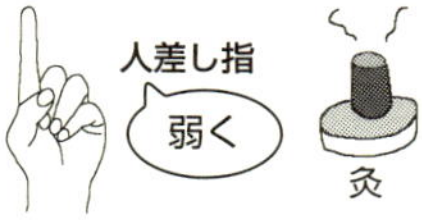

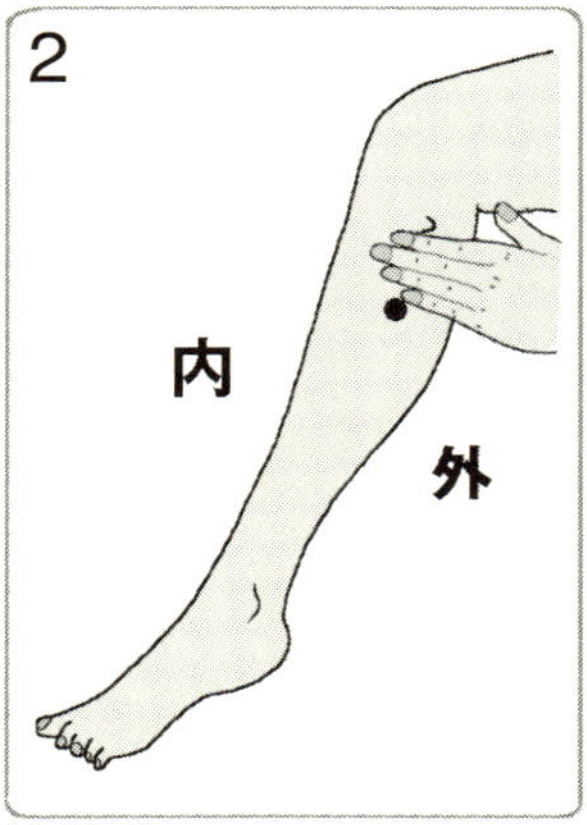

足三里《あしさんり》

膝のお皿の外側下にあるくぼみから指四本分下の所。押すと響く所

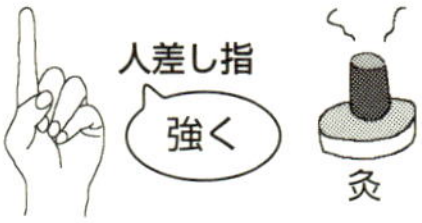

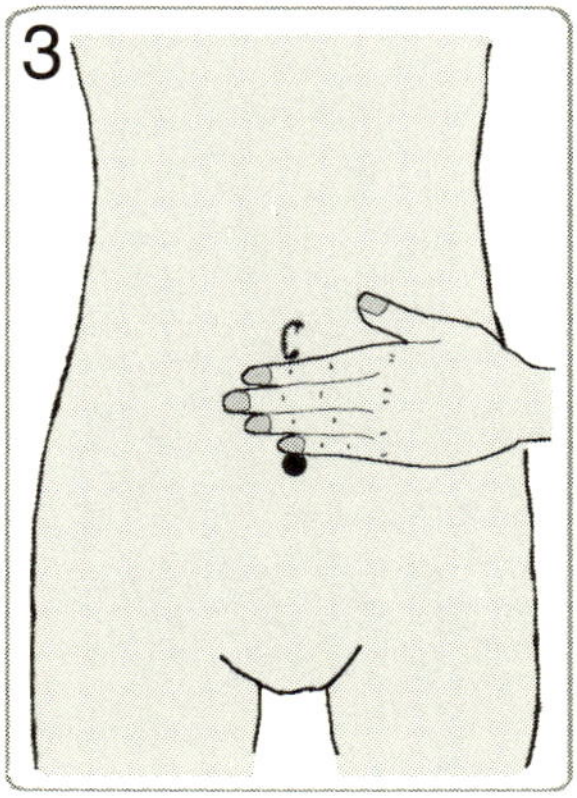

関元《かんげん》

へその直下指四本分の所

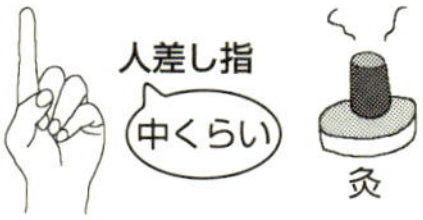

59 膀胱炎

だんだんと寒くなってくる秋から冬の変わり目、まだ暑さの感じが少し残っていて、うっかり薄着だったり、布団がかかっていなかったりすると、冷えから膀胱炎《ぼうこう》になったりします。また、睡眠不足や疲れ、風邪などにより、抵抗力が低下していると、細菌に感染しやすくなります。特に女性は尿道が男性よりも短い為になりやすいです。症状は発熱、排尿痛、頻尿《ひんにょう》、残尿感、尿の濁《にご》り等です。癖にもなりやすいので、特に冷えに注意し、排尿を我慢しないようにしましょう。

膀胱炎になったら、水分を多めにとり、細菌を外に出すことや、感染予防に排尿後は前から後ろの方向に拭くことが必要です。症状が重症の時は抗生物質が有効ですが、腰や下腹部を温めると症状が緩和されますので、左記を参考に、ツボ押しやお灸をするのも効果的です。下着の上から小さな使い捨てカイロを下腹や仙骨の所に貼って温めるのもオススメです。（低温火傷に注意！）

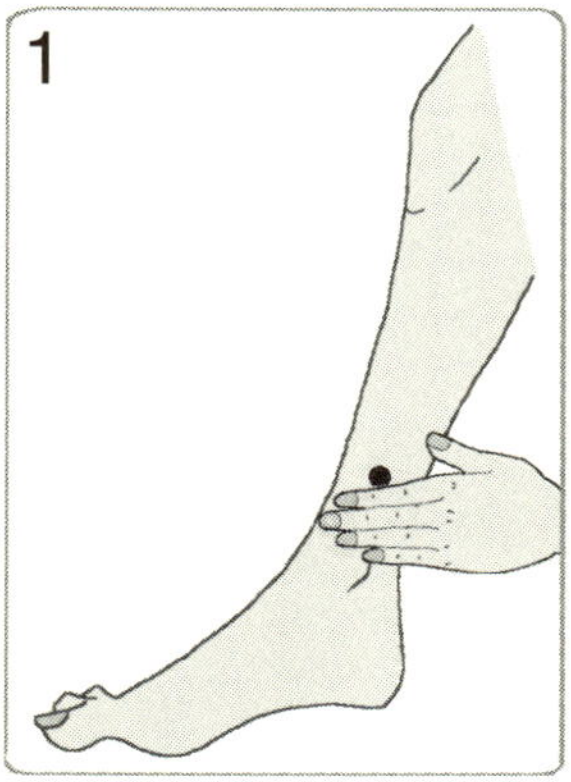

三陰交《さんいんこう》

内くるぶしの一番てっぺんから指四本分上の所で骨際のくぼみ

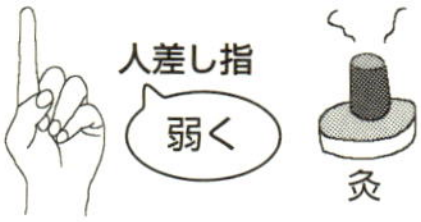

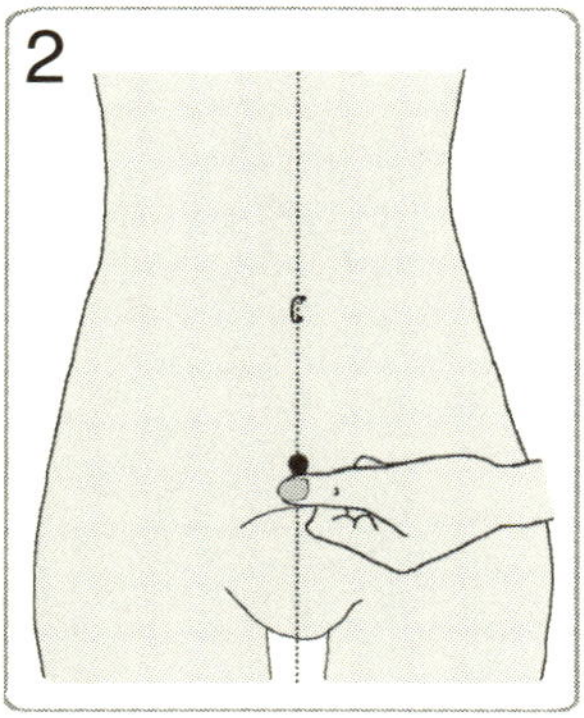

中極《ちゅうきょく》

腹部の正中線上、恥骨の上から親指一本分の所

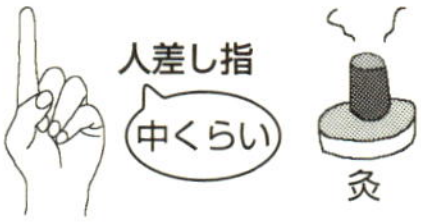

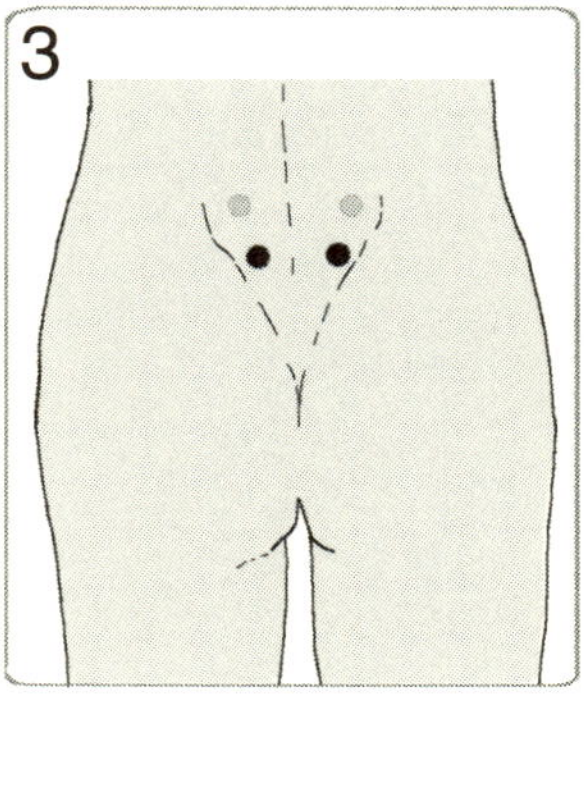

次髎《じりょう》

骨盤の後ろ側にある骨（仙骨）のくぼみで上から二番目の所

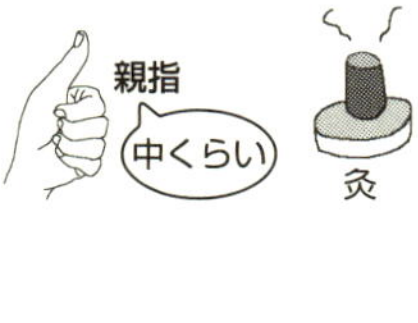

60

むくみ

女性の場合、むくみは、月経前や更年期に起こることがあります。また、夕方になると足がむくみやすくなりますが、これは健康な方でもなるものです。しかし、舌がボテッとして歯の形が付いていたり、足の皮膚を指で押すと戻らなかったり、頭がぶよぶよするのは、病的なむくみの可能性があり要注意です！　心臓疾患のある方や、腎臓の悪い方もむくみます。むくみは東洋医学でも、腎（臓）や膀胱と関係が深く、むくみやすい人を水毒体質と診断します。

現代では夏でもクーラーの影響で汗をかかず、体調を崩しやすいものです。逆に夏にしっかりと汗をかいておくと、身体の中の水分量が調整でき、秋冬にひどい冷えに悩まさることもなく、風邪もひきにくくなります。クーラーで下半身が冷えるとむくみやすくなります。そこで対策としては、少し熱め（三十八～四十二℃）のお湯でアース式半身浴をし、汗をよくかく。一日三十分程のアース式ウォーキングをする。玄米のホットパックをして、左記のツボ押しをする。他にも、ふくらはぎはポンプの役目もしているので、硬い所をよくマッサージし、水分は喉が渇いたら飲む程度にとどめ、過剰に取り過ぎないことも重要です。小豆《あずき》や冬瓜《とうがん》、キュウリには利尿作用があるので、身体が冷えない程度に摂るとよいでしょう。

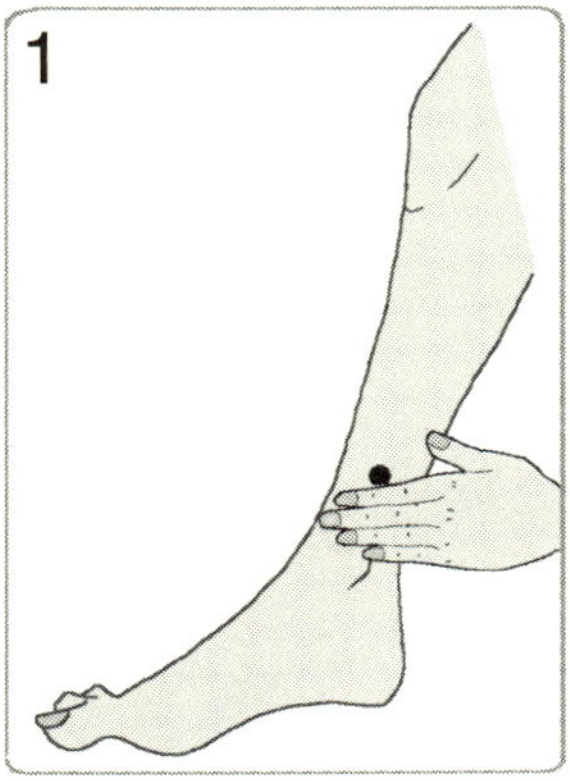

三陰交《さんいんこう》

内くるぶしの一番てっぺんから指四本分上の所で骨際のくぼみ

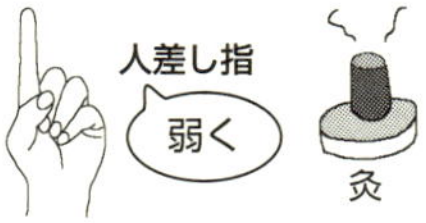

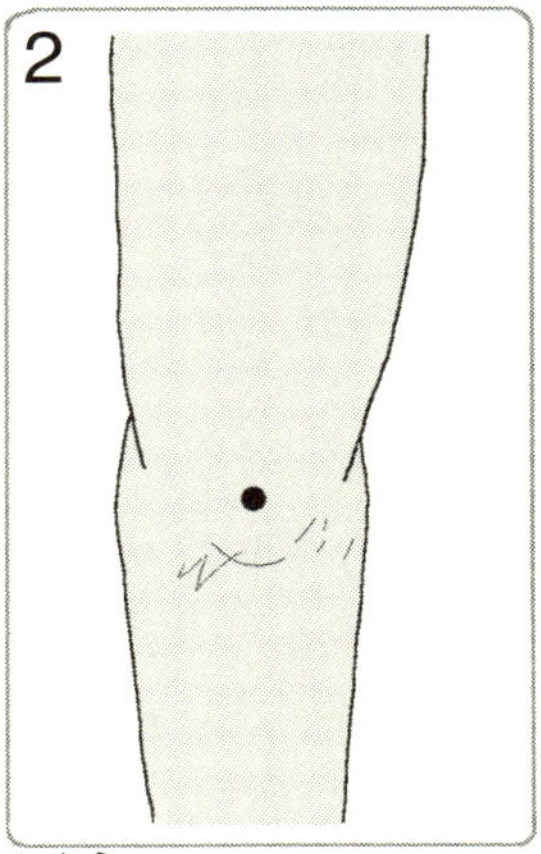

委中《いちゅう》

膝の真後ろの中心部（曲げてできるシワの高さ）

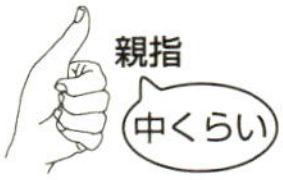

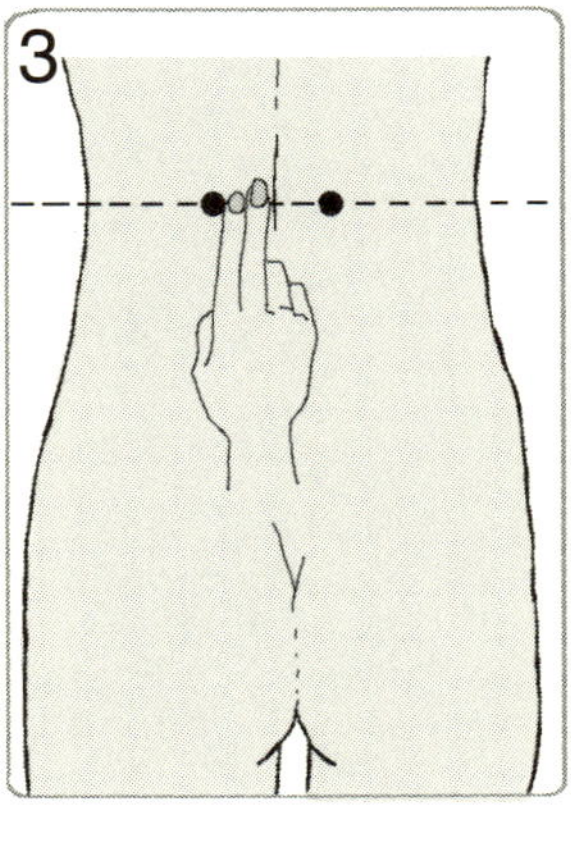

腎兪《じんゆ》

ウエストラインと背骨の交点横、背骨から指二本分外側の所

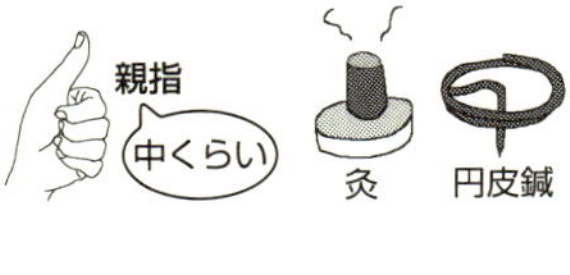

61 更年期

今は昔と違い寿命も長く、女性の生活環境も大きく変わっています。そんな中で、ホルモンの影響がより強く出るのが、いわゆる更年期でしょう。更年期というと、ふつうは女性の生理が止まる時期の前後五年を言いますが、最近では、男性にも更年期があると言われています。東洋医学では二千年前の『黄帝内経《こうていだいけい》』という書物に、女性は七の倍数、（男性は八の倍数）で身体が変わると書かれています。つまり、女性は七歳で女の子らしく、初潮は十四歳位、二十八歳が身体機能のピークで、四十九歳位に閉経になり、だんだんと老化していきます。

ちなみに更年期はラテン語で、クリマクテリウム（クライマックス）、意味は改まる、甦《よみがえ》る時期のことを言いい、ホルモンの変調により、やる氣がでなかったり、ほてりや疲労回復しにくかったりという体調の変化があります。更年期障害は新しい身体へ改まるための痛みでもあるので、今までの生活を見直し、ストレスを減らし、身体を労りましょう！

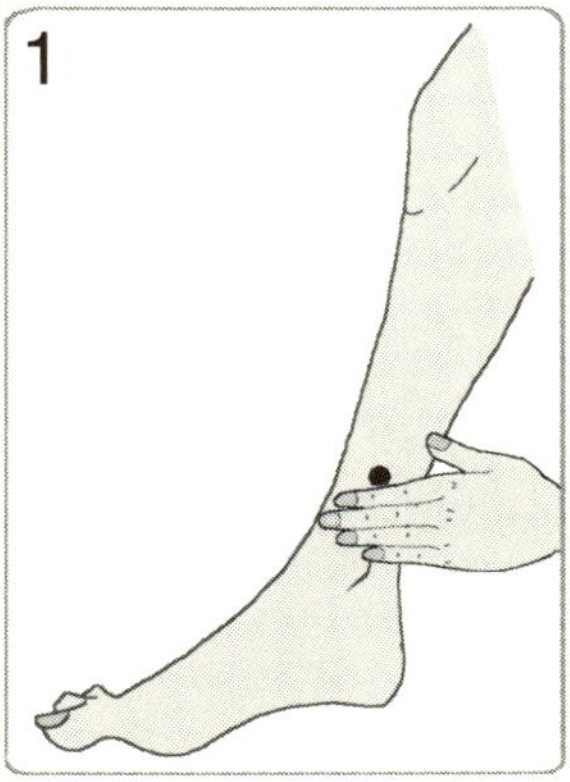

三陰交《さんいんこう》

内くるぶしの一番てっぺんから指四本分上の所で骨際のくぼみ

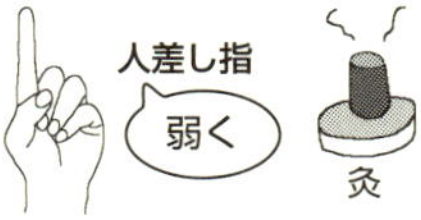

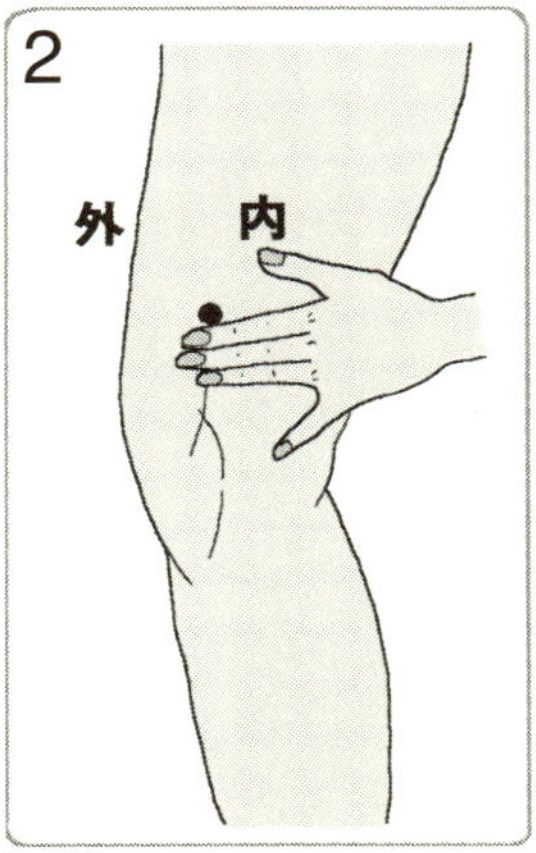

血海《けっかい》

太ももの内側、膝のお皿の内側から指三分本上で押すとズーンとする所

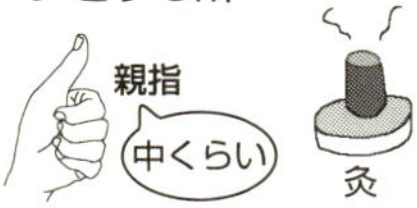

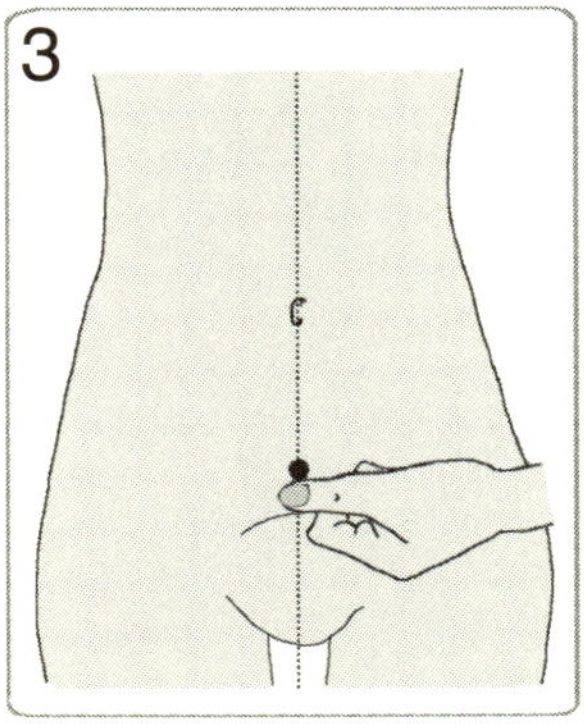

中極《ちゅうきょく》

腹部の正中線上、恥骨の上から親指一本分の所

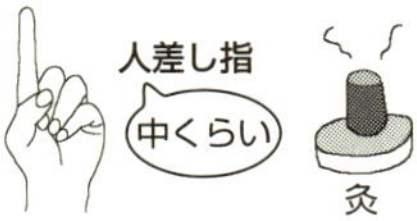

62 美容・アンチエイジング

いつまでも美しく、きれいでありたいのは多くの方の望みですね。ただ、外見的な〝美しさ〟のみだけでなく、内面の美しさも含めて外見にでるのが健康的ですね。年齢に関わらず、その方の普段の姿勢や身体の形、所作そのものが美しい時があります。治療も、単に外側からの刺激によってよくするよりも、普段の食事や身体の姿勢に氣をつけて、穀菜食中心の物に変えたり、内臓や筋肉のコリをほぐし、整えたりすることにより、内側から変えることが大切です。ツボ押しで血液循環がよくなれば、顔色が良くなり、お化粧のノリの感じも変ってきますよ。

例えば、首、肩や背中のコリをとれば、軽くなり、全体の血液やリンパの流れが良くなり、結果としてお肌の状態が良くなります。また、便秘を解消できれば、お化粧でカバーするよりも、お肌の状態もよく、自然です。身体を弱アルカリ性に保つと酸化（老化）を遅らせられますし、免疫力もアップします。身体の内側と外側からアプローチした方が本当の意味で美しくなれると思います。

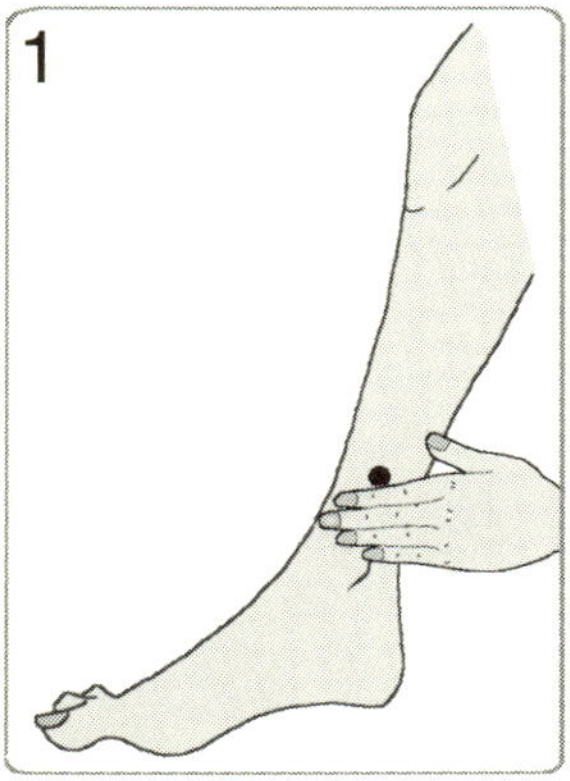

三陰交《さんいんこう》

内くるぶしの一番てっぺんから指四本分上の所で骨際のくぼみ

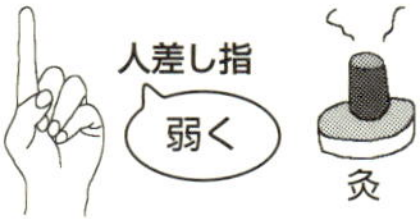

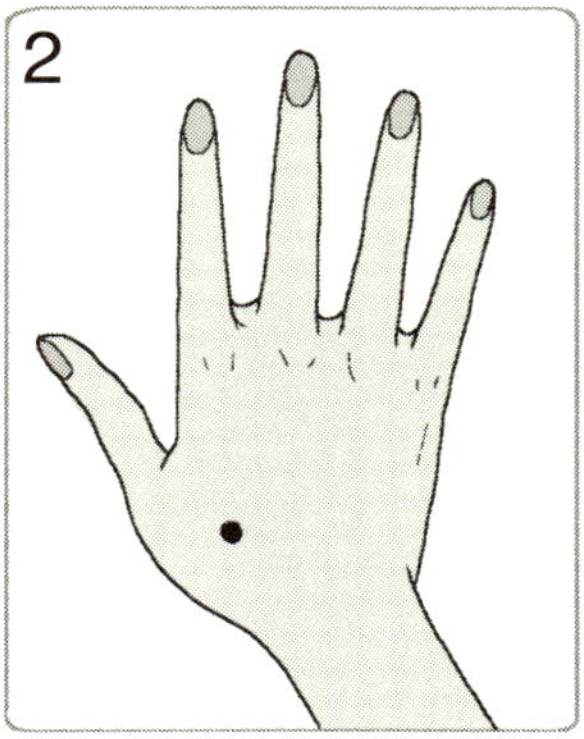

合谷《ごうこく》

親指と人差し指の間のくぼみ。人差し指側の骨に垂直に押しつけると響く所

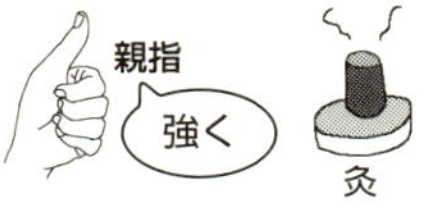

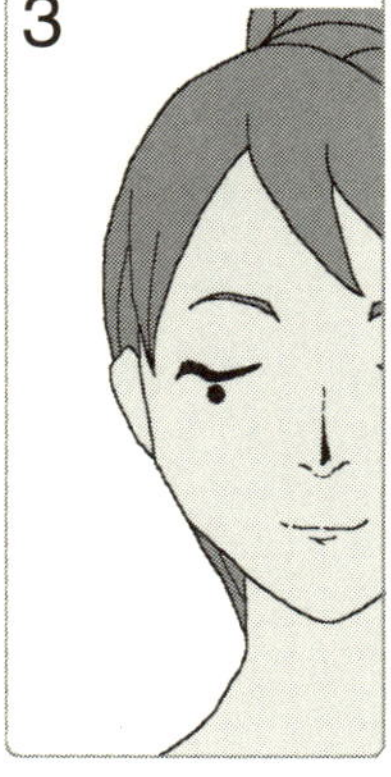

承泣《しょうきゅう》

黒目の直下、骨の際の所
押すと響く所

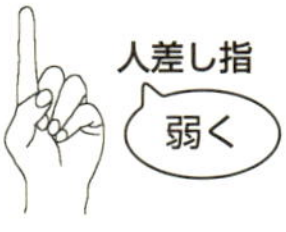

63

肌荒れ

内臓の不調は皮膚（体表）に現れます。人それぞれの体調や季節によっても、その現れ方は様々ですが、東洋医学では、皮膚は肺と関係が深く、「肺は皮毛《ひもう》をつかさどる」と言われています。呼吸器の弱い方は皮膚にも症状が出やすいので、アトピー性皮膚炎の方が喘息《ぜんそく》を患《わずら》ったりすることがあります。また、肺は大腸とも関係が深いので、便秘の方の皮膚がカサカサと荒れたり、胃腸の不調があると胃の裏側辺りの背中の皮膚がザラついたりすることがあります。

それ以外にも、夏は紫外線等の日光の刺激が強いので、帽子や日傘、日焼け止めをし、皮膚を守りましょう！　エアコンでの乾燥も大敵ですが、必要以上に油分をつけたり、無理に取り除いたりしない方が皮膚にとっては好ましいです。ご自分の内臓や皮膚の状態、調子を知り、食物でビタミンやミネラル、食物繊維をよく摂り、ストレスや生活が不規則になっていたら、氣分転換をし、早めの休息を心がけましょう！

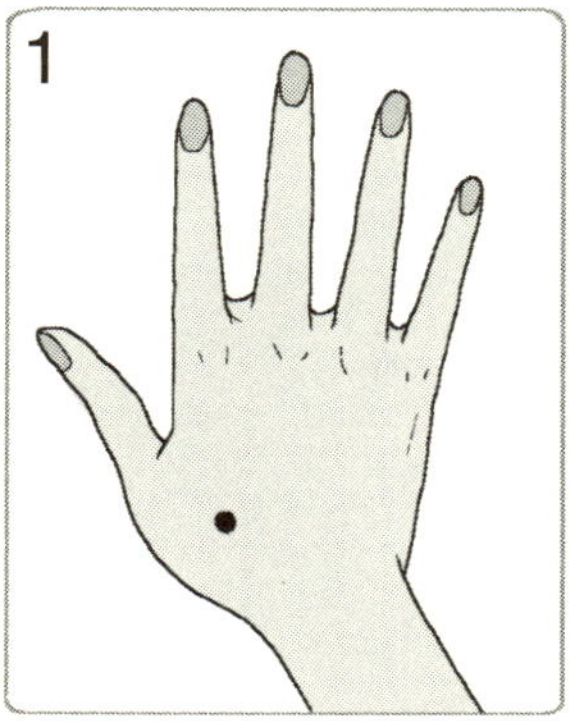

合谷《ごうこく》

親指と人差し指の間のくぼみ。人差し指側の骨に垂直に押しつけると響く所

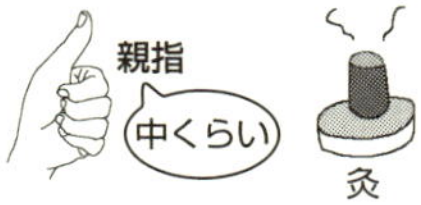

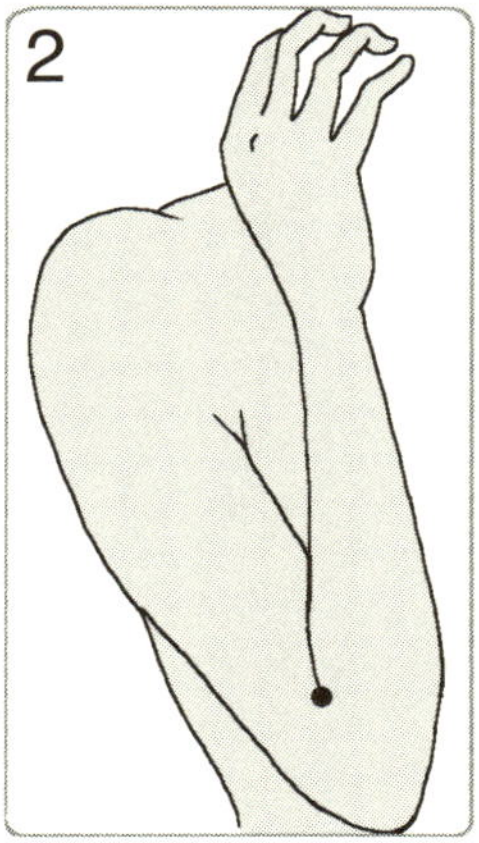

曲池《きょくち》

肘をいっぱいに曲げてできたシワの横で押すと腕に響く所

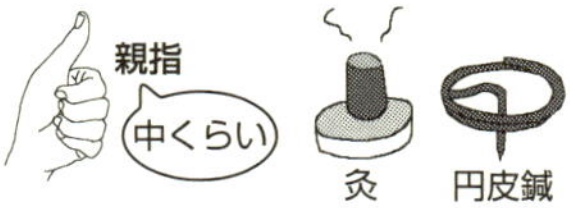

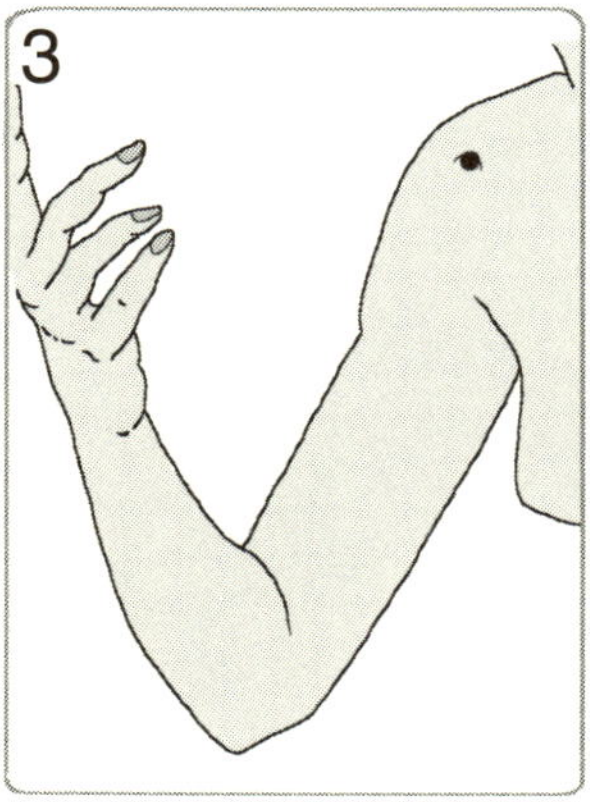

肩髃《けんぐう》

腕を肩と水平に上げた時にできる肩関節の前のコリコリするくぼみ

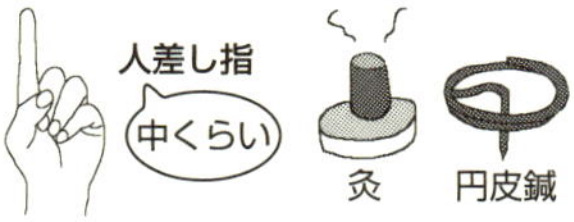

64 便秘

実は便秘は「大便秘結《だいべんひけつ》」という東洋医学用語の略で、古くから使われています。便秘でお腹が張ると、腰痛になったり肌荒れになったりと、いろいろな症状の元になります。どんな食物を食べるかも大切ですが、食べた物を消化し、きちんと出すということも同じように大切です。便秘の原因としては冷えや運動不足、食物繊維不足、ビタミン、ミネラル不足、神経の使い過ぎ等が考えられます。予防には、ウォーキングも有効です。きちんと踵《かかと》からついて、親指で蹴るようにし、腰のツボの大腸兪に刺激が来るような歩き方を心がけましょう！（P56アース式ウォーキングの項参照）

ちゃんと歩けば腸も刺激されます。ウォーキングの時間が取れない方は、通勤や会社で、なるべく階段を使って歩くようにすると効果があります。左記のツボ押しやお腹を時計回りにマッサージしたり、お灸をするのもオススメです。

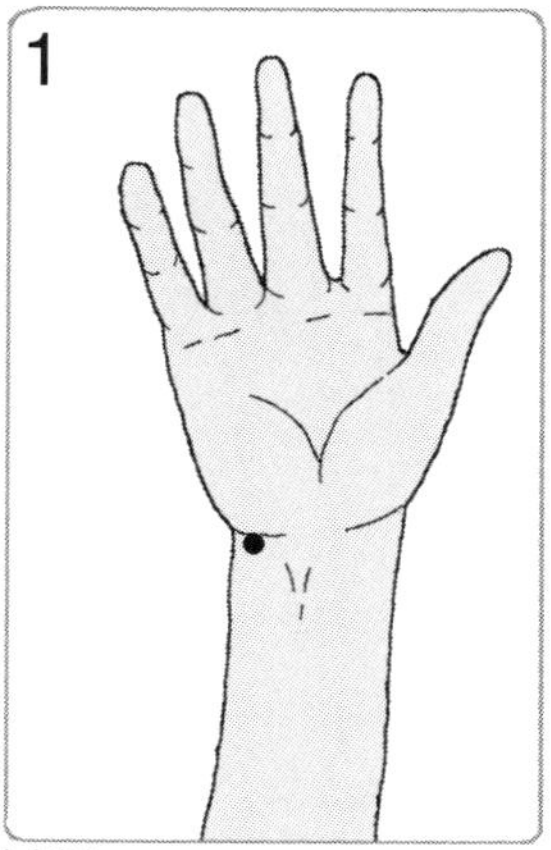

神門《しんもん》

手首の横ジワの小指側の端にあるくぼみ

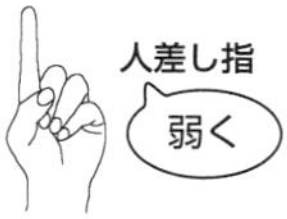

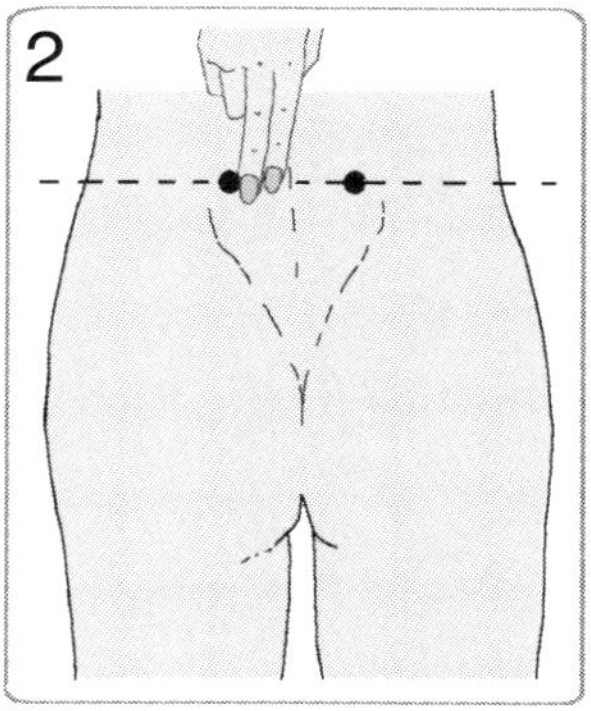

大腸《だいちょう》兪《ゆ》

腰骨の上端を結ぶ線上で背骨から指二本分外側の所

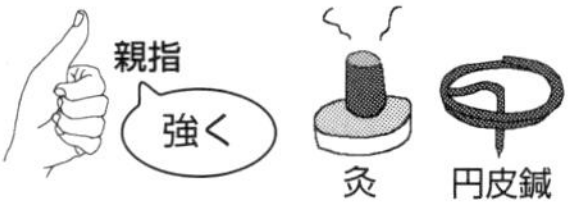

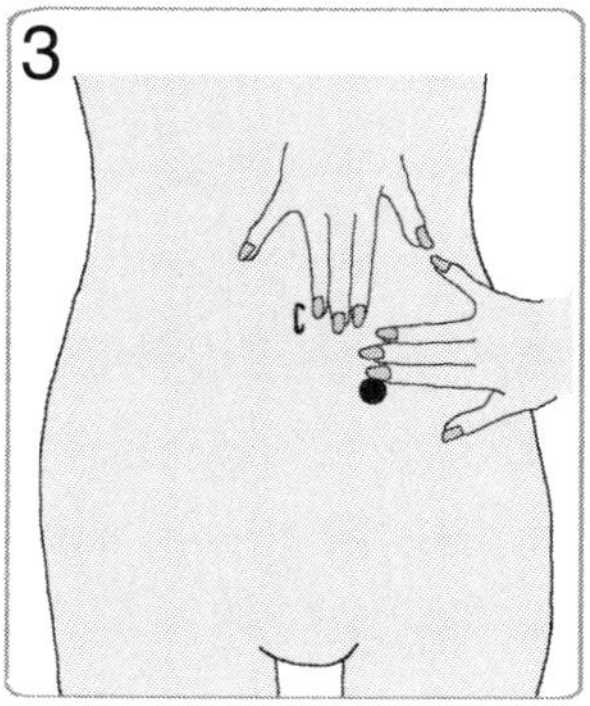

左《ひだり》大《だい》巨《こ》

へそから左へ指三本の所からさらに指三本分下の所

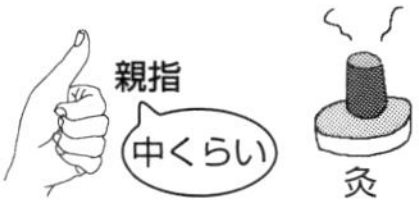

65 ダイエット

ダイエットという言葉の元の意味は、「日常の食べ物」で、そこから「食事、食事療法」という意味になり、さらに「食事回数や種類の制限」、日本では「減量、痩身《そうしん》の為の食事法」という意味になり、定着しています。太らない為には、消費カロリーより摂取カロリーを低くするか、消費と摂取を同じにする必要があります。その上で、アース式半身浴で体温を上げたり、運動をしたりして基礎代謝を上げることが大切です。現代人はカロリーを摂り過ぎてもいますので、年齢がいくと、一日三食や卵一つは多い場合がありますし、お菓子やケーキ、ステーキなどもカロリーが高く、ダイエットには大敵です。食生活を見直す必要があるでしょう。

そして、食べ物を自然食に変えたのなら、次は食べ方を変えるのが良いでしょう。「○○ダイエット」という単品の物よりも、野菜中心でマクロビオティック（玄米菜食）的な食生活に変えた方が価格的にも安くなりますし、ビタミン・ミネラル・食物繊維が豊富で脂肪も燃えやすく、健康的な食事法で長く続けられると思います。

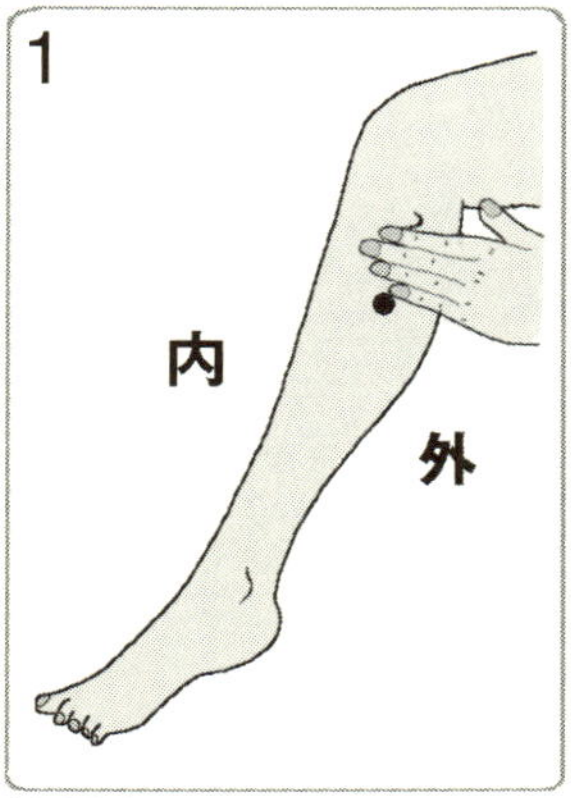

足三里《あしさんり》

膝のお皿の外側下にあるくぼみから指四本分下の所。押すと響く所

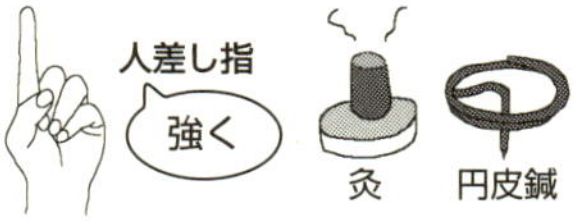

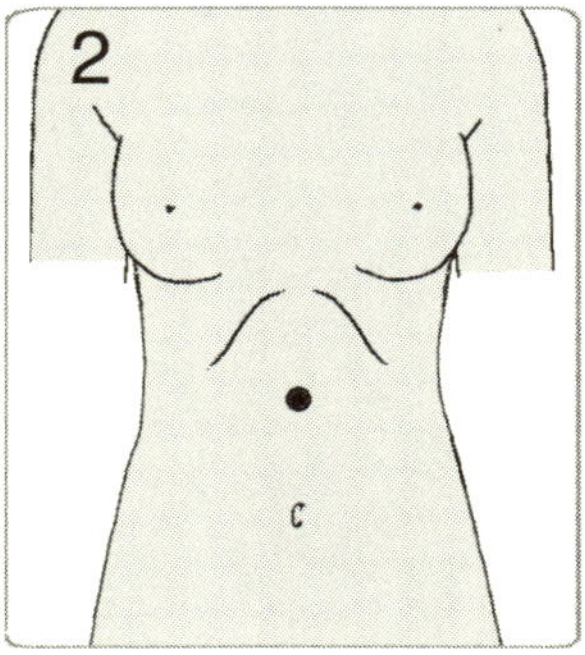

中脘《ちゅうかん》

へそとみぞおちの中間の所

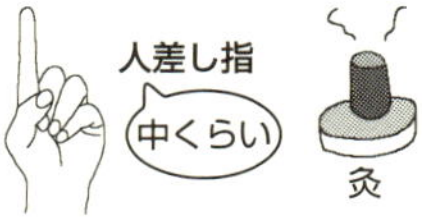

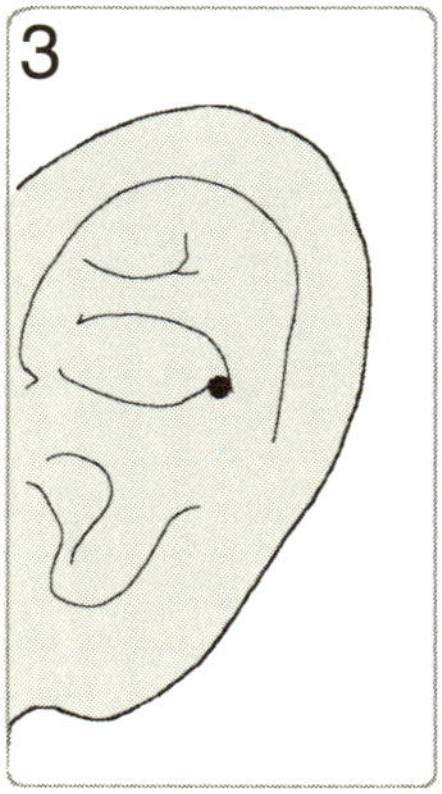

耳の胃点

耳の上下を分けるように張り出した所をたどって一番下がった所。押すと響く所

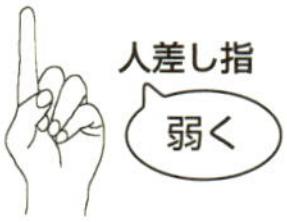

66 自律神経失調症

自律神経は交感神経と副交感神経からなり、交感神経は緊張、副交感神経はリラックスした時に働きます。夏には、クーラーの効いた部屋にいることが多くなりますが、身体が冷えて交感神経が優位になります。逆に暑い外では、副交感神経が優位になります。人間の身体は機械のスイッチのようにすぐには切り替わらないので、この温度差がありすぎると自律神経の調節が上手くいかなくなり、動悸《どうき》、頭痛、めまい、だるさ、ほてり、冷え等の症状が出ます。また、現代はこのような急激な温度変化も含め、ストレスが多く、バランスを保つのが大変で、ある意味では、自律神経失調症は、なって当然の病氣かもしれません。

特に夏のクーラーの冷えは、体調を崩す原因となりますので、今日は冷えたなぁと思ったら、アース式半身浴・足湯をしたりして、身体をよく温めると共に、左記のツボ押しやお灸等で自律神経をリセットさせましょう！　また、緊張感が強い方は、同時に考え方を含めてリラックスすること（音楽やアロマ）や、ヨガ等の運動も有効です。

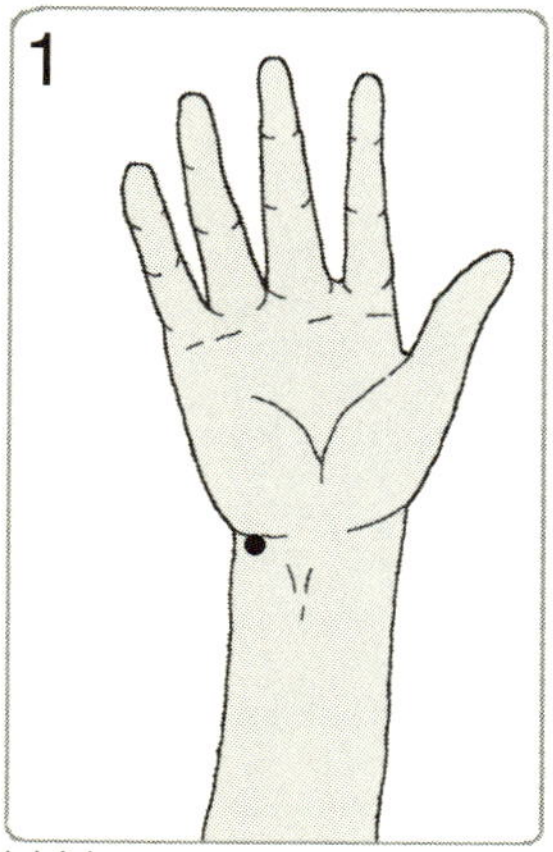

神門《しんもん》
手首の横ジワの小指側の端にあるくぼみ

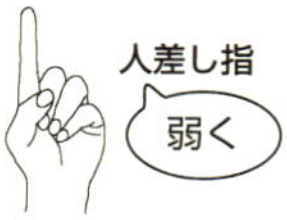

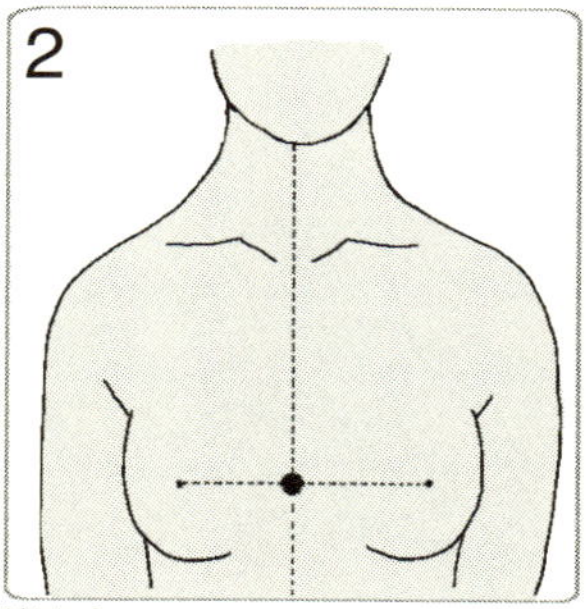

膻中《だんちゅう》
胸骨中央で身体の正中線と左右の乳頭を結んだ交点。軽く押すと響く所

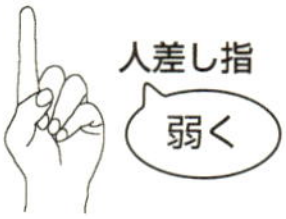

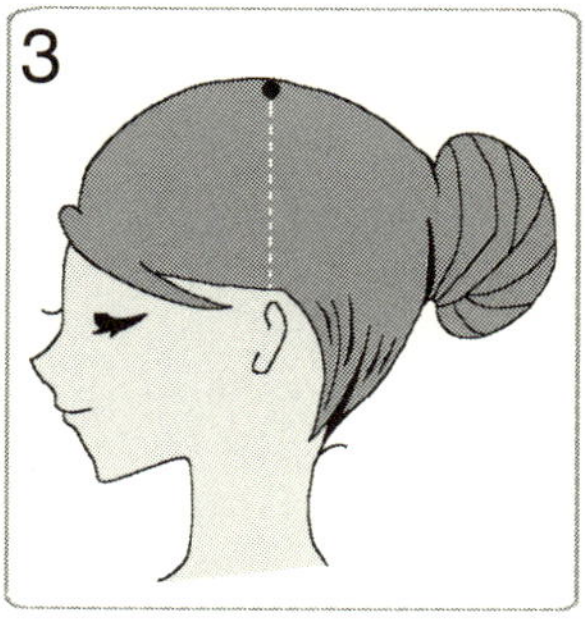

百会《ひゃくえ》
両耳の頂点を結んだ線と顔の正中線の交点のくぼみ

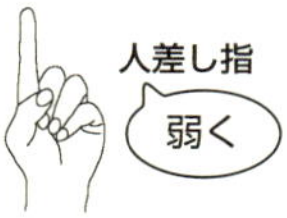

67 ココロの風邪

ストレス社会の現代では、うつ等の心の不調を訴える方が多くなってきています。風邪のように誰もが罹《かか》る可能性がある病氣という意味で「ココロの風邪」と言われています。ココロの風邪は初期の段階での対処が大切です。それは肩こりや頭痛、疲労感といった症状を放っておかずに、自分の身体の声（症状）に耳を傾けることです。不調があったら、早めに休んだり、好きなことをしたりという氣分転換が必要です。また、食事に氣をつけて、刺激物やアルコールを過度に摂ることを避け、睡眠を十分に、日光を浴び、適度な運動をして、規則正しい生活を心がけましょう！

東洋医学では、心身一如《しんしんいちにょ》と言い、心と身体を一体と考えます。心はなかなか捉えどころが難しいですが、身体は目に見える存在です。治療では、身体の不調を主に整えますが、身体が楽になると心も軽くなる場合があります。しかし、以上のようなことをしてみても、不調が二週間以上続くようなら、しかるべき専門病院へ行って、診てもらうことも大切です。

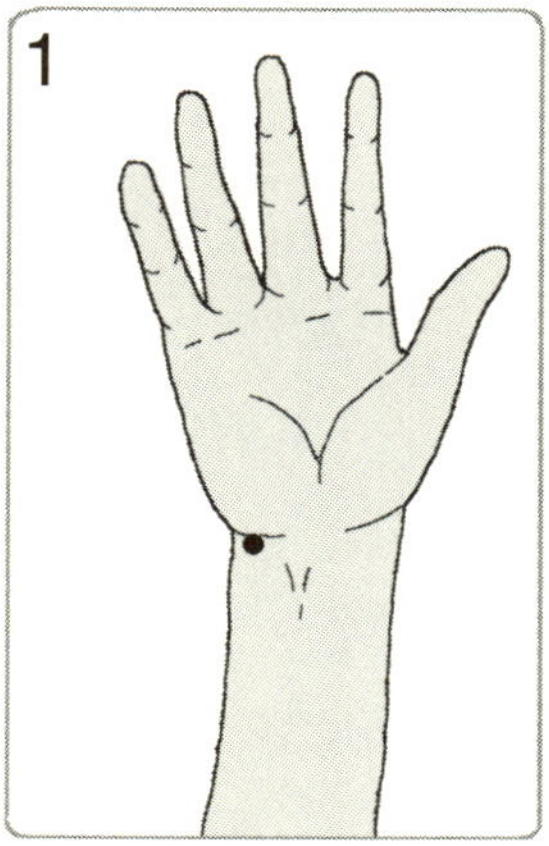

神門《しんもん》

手首の横ジワの小指側の端にあるくぼみ

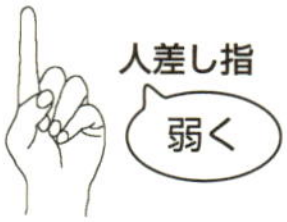

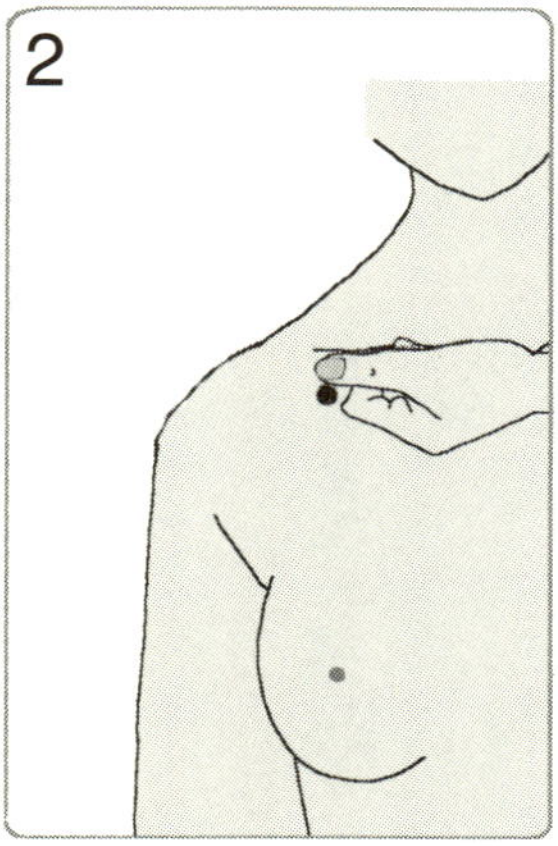

中府《ちゅうふ》

鎖骨下外側のくぼみから、親指一本分下の所

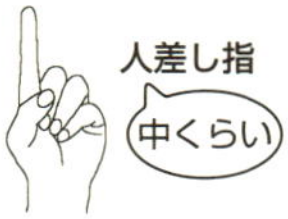

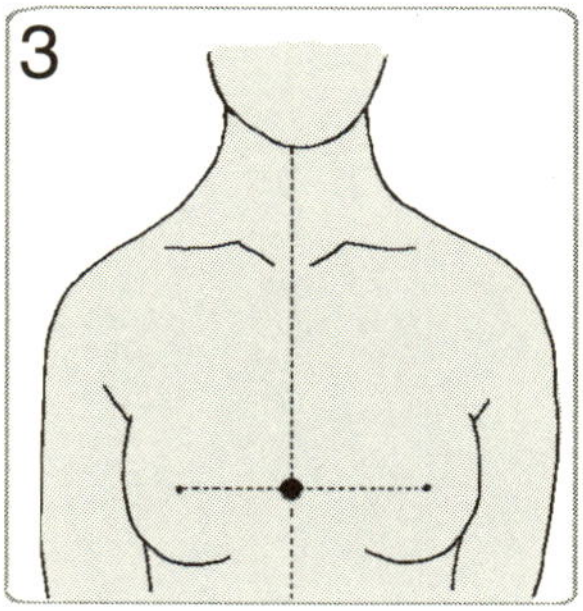

膻中《だんちゅう》

胸骨中央、身体の正中線と左右の乳頭を結んだ線の交点。軽く押すと響く所

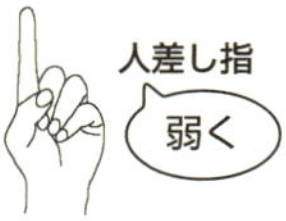

68

不眠

眠りたいのに寝つきが悪い、途中で目が覚める、眠りが浅い、早朝に目が覚めるというのが不眠、それが慢性的に続くと不眠症の可能性があります。原因は精神的なストレスや疲れでの神経過敏が考えられます。また、首や肩がこって、身体が緊張していたりするのも関係があります。顔や頭も意外とコリやすく、ツボ押しするとすごく氣持ちがよいですよ！

肩こりや足の冷え、のぼせ等による場合で、なかなか眠れないという患者さんが治療中に眠くなるのは、身体の緊張がほぐれ、お灸で身体が温まるのが氣持ちよいからでしょう。家庭でできる不眠の対処法としては、就寝前に左記のツボ押しやアース式半身浴・足浴、カフェインなしのカモミールハーブティー、またホットミルクを飲む、さらに枕元にリラックスできるラベンダーのオイルをティッシュに含ませ置くこと等があるので、是非、試してみてください。

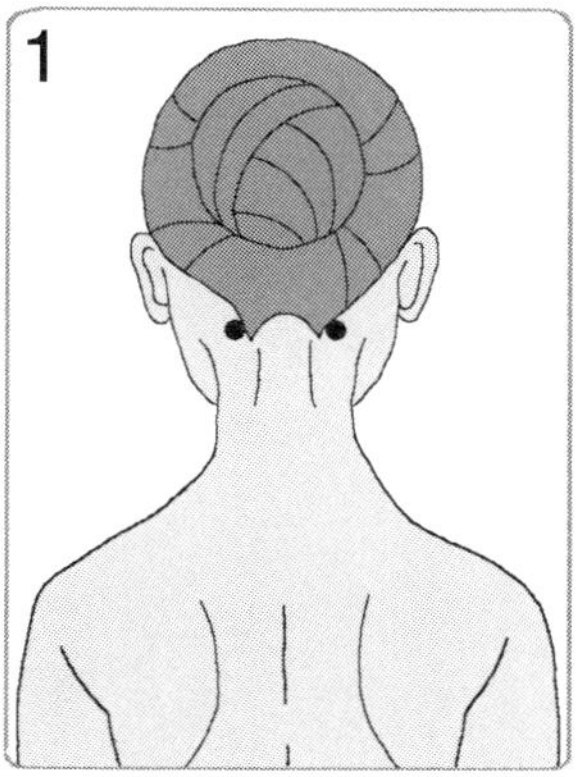

風池《ふうち》

首の後ろにある太い筋の外側のくぼみと耳のすぐ後ろにある骨との中間。押すと響く所

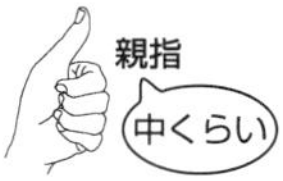

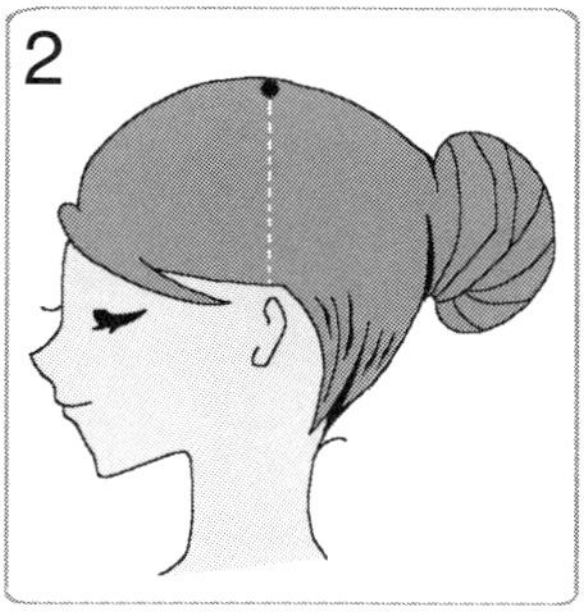

百会《ひゃくえ》

両耳の頂点を結んだ線と顔の正中線の交点のくぼみ

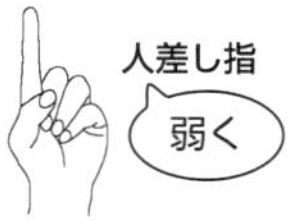

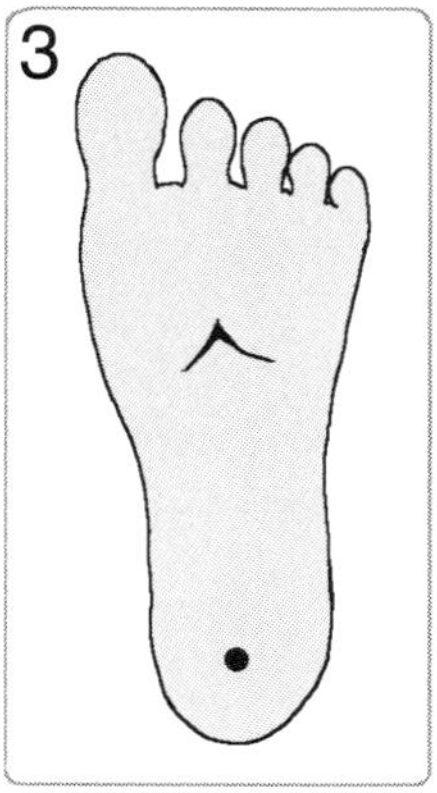

失眠《しつみん》

足の裏。かかとの真ん中、強めに押すと骨に響く所

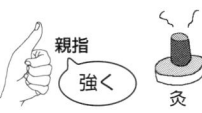

69

めまい（眩暈《げんうん》）

めまいは、主にグルグル回る回転性と、フワフワした感じや目の前が真っ暗になるなどの非回転性のものがあります。回転性は内耳が原因のメニエール病や、突発性難聴、脳が原因と考えられ、非回転性のものは、低血圧や貧血等が原因と考えられます。ご自身のめまいが何に関係しているのか、専門医に診てもらうことが必要です。また、具体的な原因が無くても、過度な肩コリや過労、眼精疲労・更年期障害・自律神経失調症等でも起こります。

このようにめまいは、原因が特定可能なものと不可能なものがありますが、東洋医学では身体の水（毒）にも注目します。特に頭、耳や胃に水分が停滞して起こるめまいに対しては、流れを良くする治療が効果的な場合もあります。また、梅雨の時期や季節の変わり目に起こり易かったり、身体の冷えや、寝不足やストレス等も影響します。日頃から、肩周りの体操をしたり、十分な休息をとったりと、セルフケア・養生を心がけましょう。

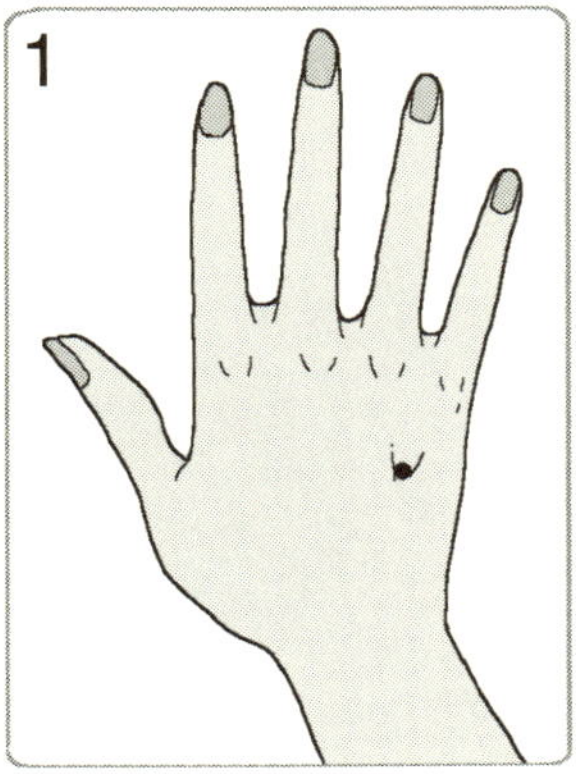

中渚《ちゅうしょ》

手の甲側で薬指と小指の間のコリコリする所

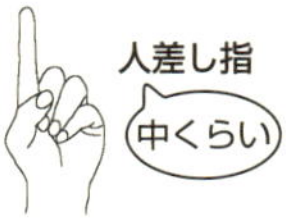

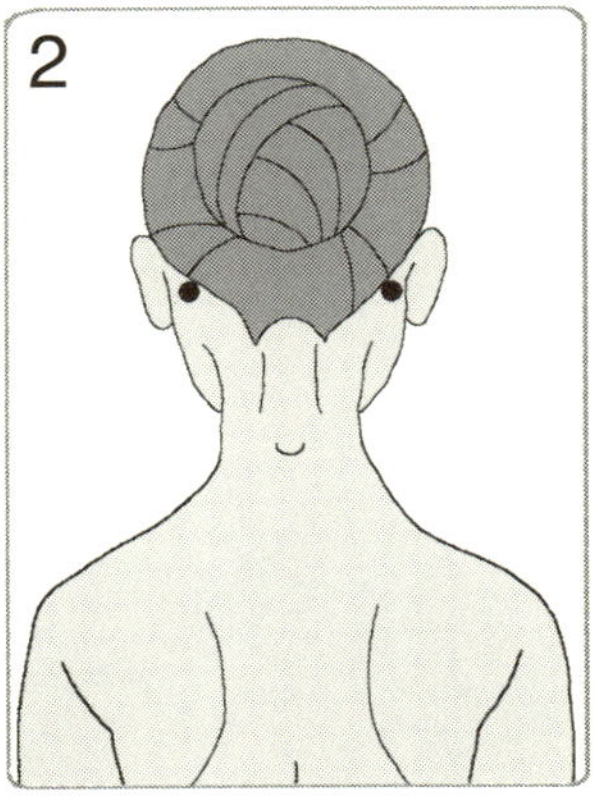

完骨《かんこつ》

耳の後で後頭骨のくぼみ。押すとズーンと響く所

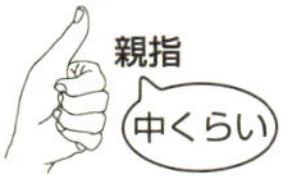

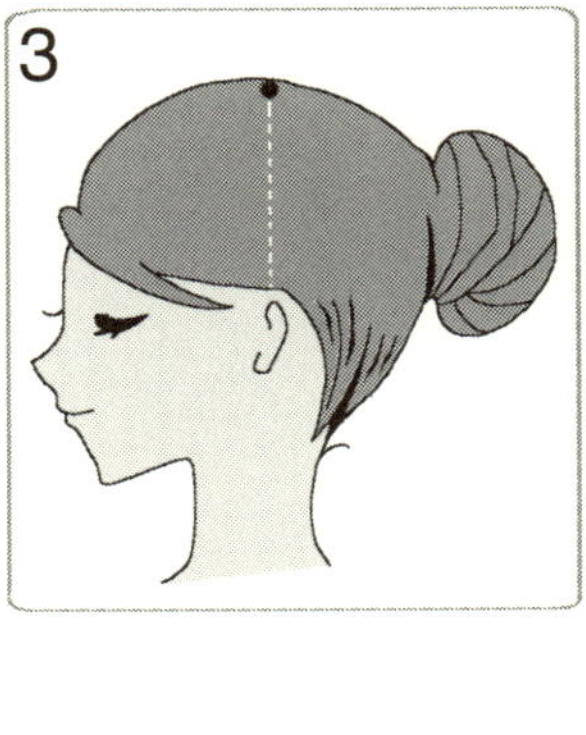

百《ひゃく》会《え》

両耳の頂点を結んだ線と顔の正中線の交点のくぼみ

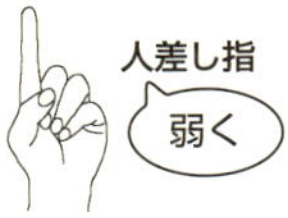

70

顔面神経麻痺

顔面神経麻痺《まひ》の原因は、脳血管障害、脳腫瘍等の中枢性《ちゅうすうせい》のものと、寒い所に長時間居たり、冷たい風に当たったりして起こる末梢性《まっしょうせい》のものがあります。また、ウィルスや原因不明のもの等もあり、何が原因かの判断が必要です。

中枢性のものは、顔面下部のみの麻痺で、原因の専門治療が必要です。東洋医学の治療は、主に末梢性の症状に有効です。末梢性は、通常、片側全ての顔面筋が麻痺します。顔面の運動が麻痺し、額にしわが寄らない、口角が下がる、正常な側に引きつけられる等の症状になります。現代では過労やストレスも要因になります。東洋医学では、鍼やお灸、指圧等様々なアプローチがあるので、原因不明のものでも、治療が有効な場合があります。

顔には、複雑な表情を作る表情筋等の筋肉も多く、意外とコリやすいですし、ツボ押しすると氣持ちがよいです。目の周りを含め、蒸しタオルやホットパックで温め、保温の為に馬油を塗るのも有効です。また、自分でできるリハビリでは、しっかりと目を開閉する、口をすぼめたり、逆に笑顔を作ったりの運動を一日二～三回行うのも効果が期待できます。

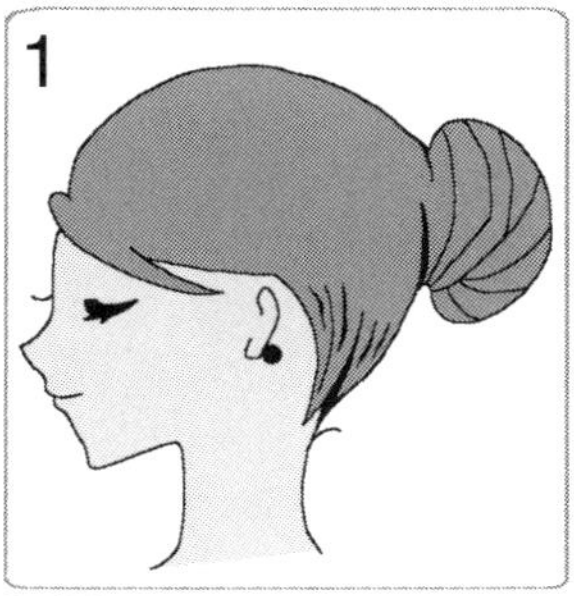

翳風《えいふう》

耳たぶの後ろのくぼみ。押すとズンと響く所

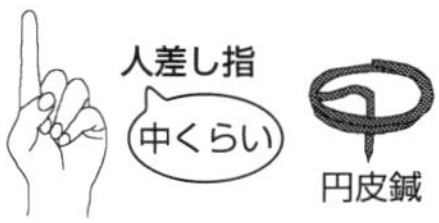

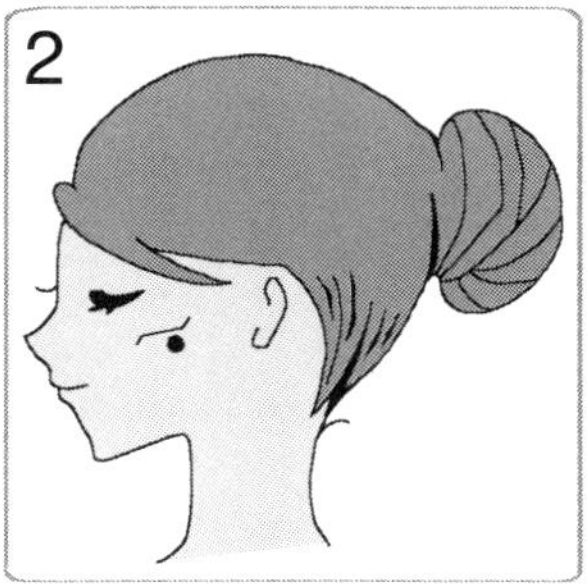

下関《げかん》

頬骨の下縁の真ん中のくぼみ

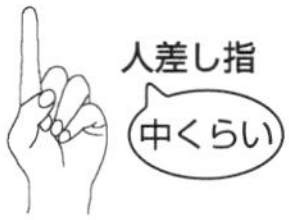

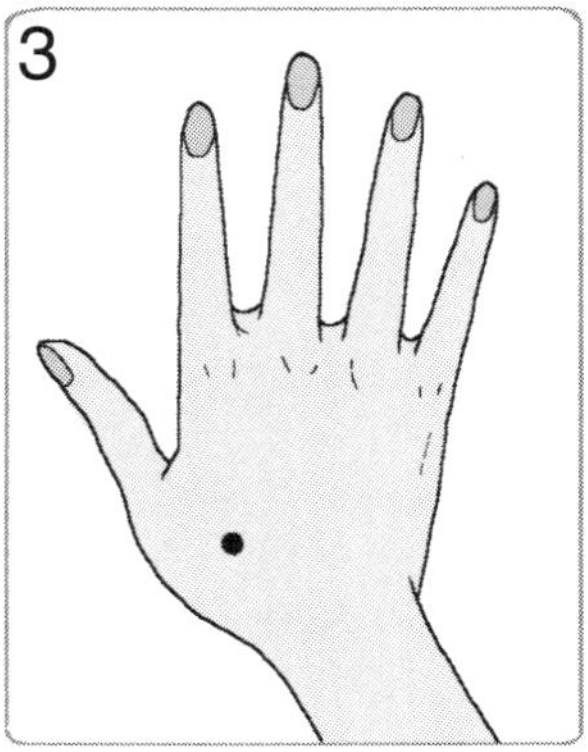

合谷《ごうこく》

親指と人差し指の間のくぼみ。人差し指側の骨に垂直に押しつけると響く所

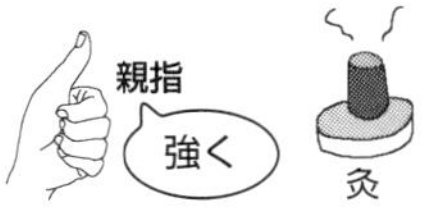

71
エコノミークラス症候群

エコノミークラス症候群は、正式には「静脈血栓塞栓症《じょうみゃくけっせんそくせんしょう》」と言います。いわゆる飛行機での長時間移動の際に、ずっと座りっぱなしでいると、まれに脚の奥にある静脈に血の塊《かたまり》（深部静脈血栓）ができ、その塊が静脈を上り、肺に飛んで血管を塞《ふさ》いで、肺血栓塞栓症になってしまう症状のことです。

狭い飛行機の中で起こりやすく、エコノミークラス症候群と言われますが、狭い所でじっとして、水分を摂らなかったりすると、ファーストクラス（脚が伸ばせて、フラットになる座席では起こりにくいというのはありますが…）でも起こるでしょうし、機内でなくともなります。

例えば、長時間、車等の狭い所で寝て過ごしたりしてもなります。この予防には、こまめに足首を回したり、反らせたり、ふくらはぎの軽いマッサージや歩行が効果的です。こまめな水分補給も有効です。

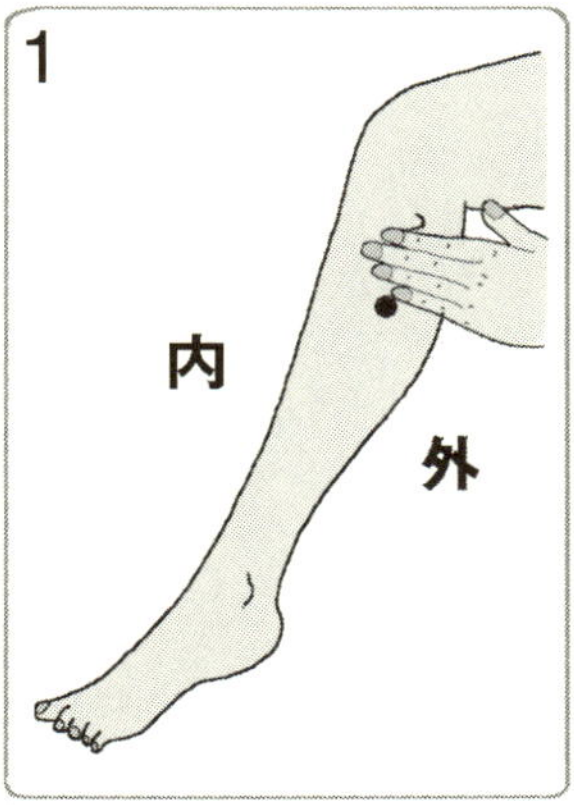

足三里《あしさんり》
膝のお皿の外側下にあるくぼみから指四本分下の所。押すと響く所

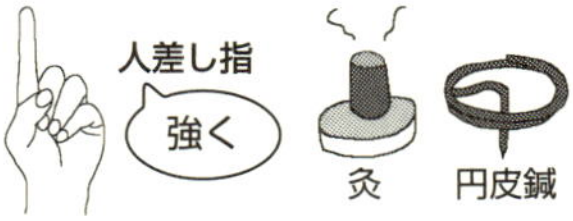

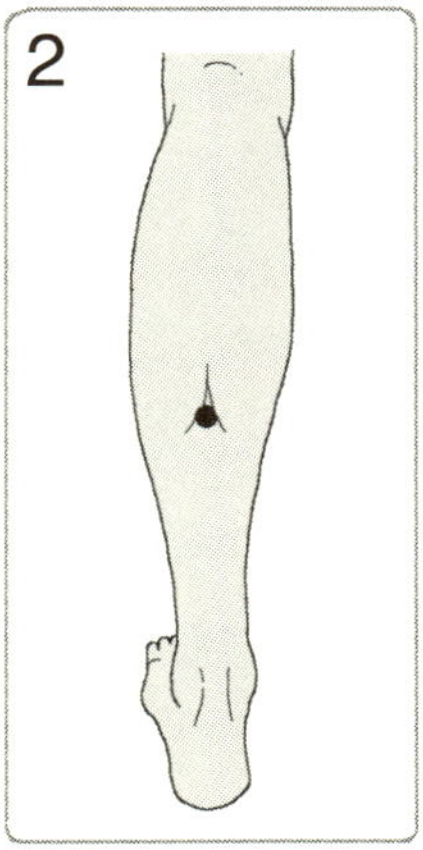

承山《しょうざん》
アキレス腱の上部とふくらはぎの分かれめのくぼみ

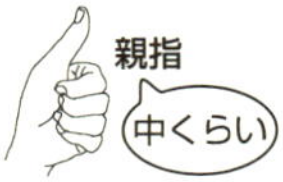

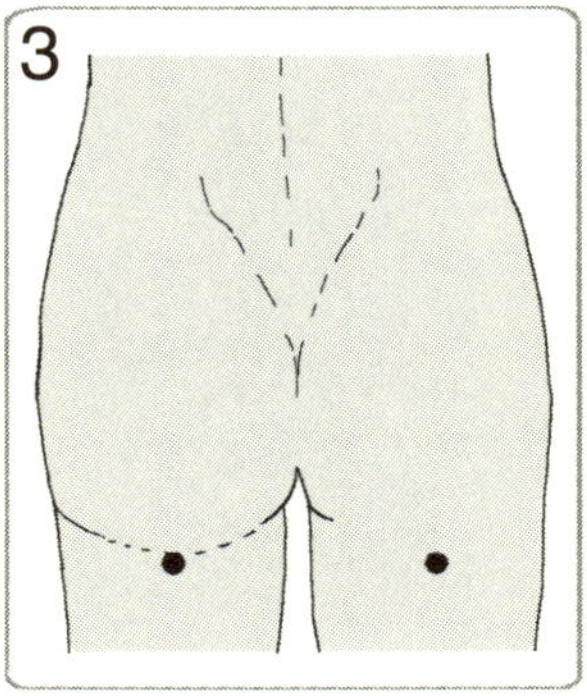

承扶《しょうふ》
お尻にできる横ジワの真ん中の所。押すとコリコリする所

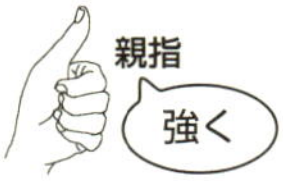

72 メタボ・代謝

以前、メタボリック症候群が話題になりましたが、「メタボリック」は「代謝の」という意味の英語です。年齢が上がり、代謝が落ちているのに、食生活は元のままだったり、運動不足だったりというのが原因で内臓脂肪が増え、高血糖、高血圧、高脂血症の状態になることを言います。一般的に普通の生活をしていると、消費カロリーより摂取カロリーの方が必ず多くなりますので、年齢が高くなると食生活の改善（肉より野菜中心）や適度な運動が必要となります。

メタボには、内臓脂肪が関係しますが、代謝を上げるためには、冷たいものを控え、身体を温める食べ物（生姜・根菜・ネギ・ゴマなど）を摂る。デスクワークが多い方は、一駅歩いたり一日約三十〜四十分のウォーキングを心がけ、通勤や買い物時には、なるべく階段を使ったりして身体を動かしましょう！　また、最低週に二回（平日一回、週末一回）はアース式半身浴などで代謝を上げるのもよいですよ。

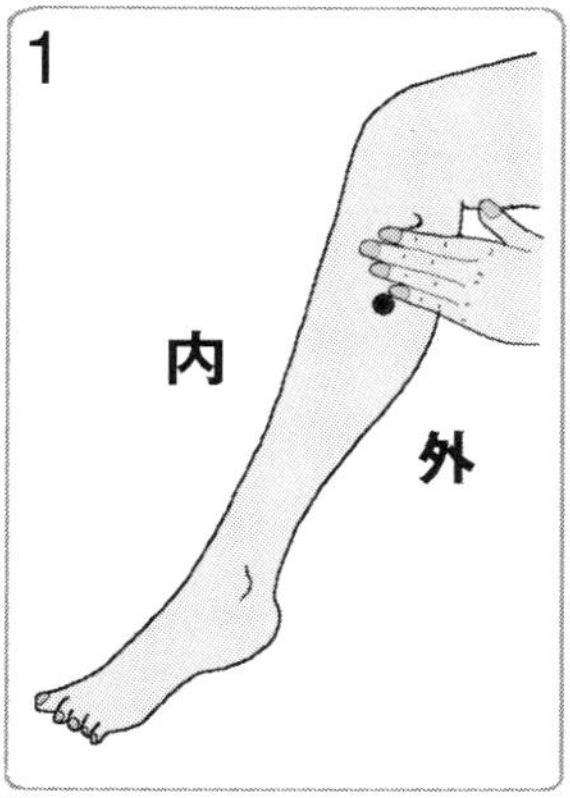

足三里《あしさんり》

膝のお皿の外側下にあるくぼみから指四本分下の所。押すと響く所

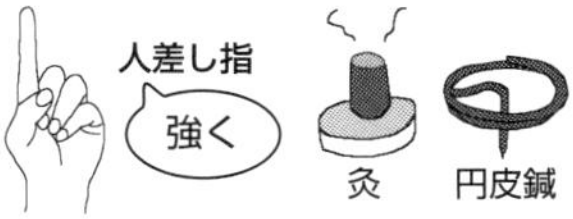

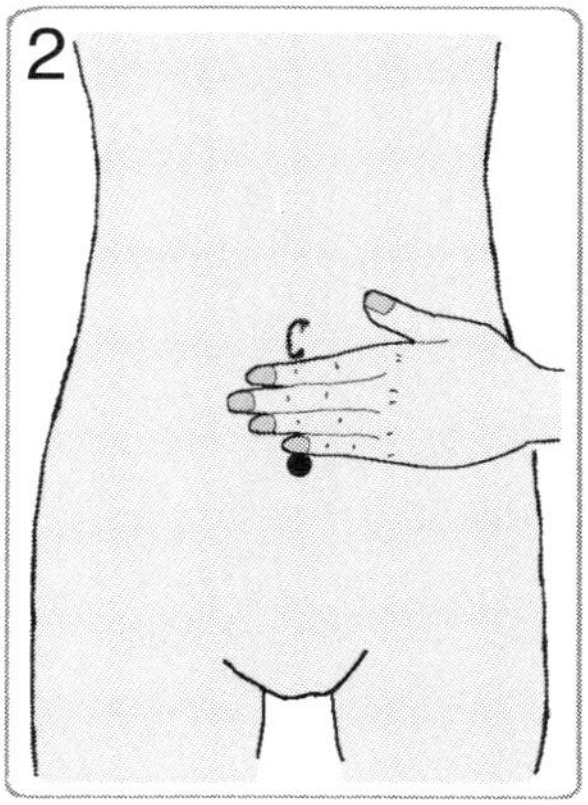

関元《かんげん》

へその直下指四本分の所

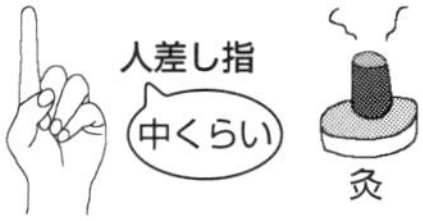

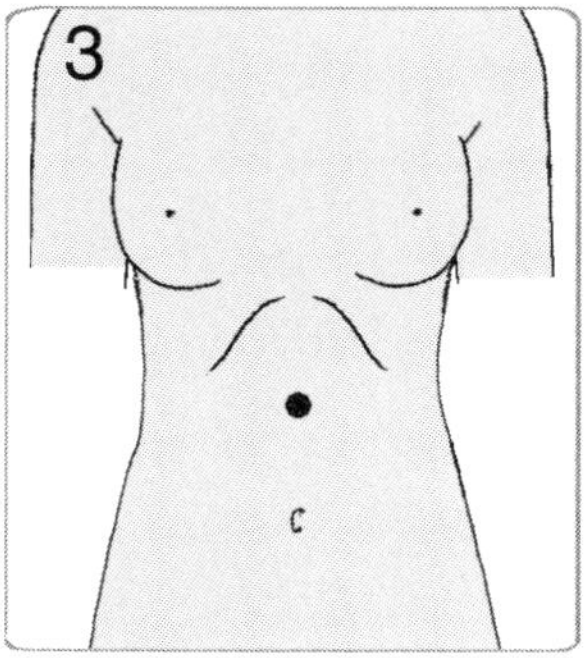

中脘《ちゅうかん》

へそとみぞおちの中間の所

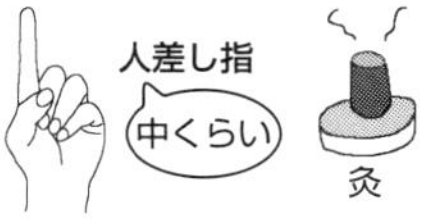

73 いきいき養生《ようじょう》

「養生」というと少し古臭く、湯治《とうじ》などをイメージしたりしますが、実は日頃から「生《せい》（命《めい》）を養う」こと意味します。英語だとセルフケアです。日常のセルフケア・養生には食事、運動、呼吸、思考、環境等の五つがあります。具体的には普段から添加物やカロリーに氣を付け、一日三十分程ウォーキングやストレッチ等をし、息は深く、柔軟な考えを持ち、人工的過ぎない生活環境にすることが上げられます。

また、セルフケア・養生は健康な時からするもので、養生をしていれば病氣にかかりにくい身体になりますし、なったとしても回復が早くなります。日本最古の養生書で禅のお坊さんの栄西が書いた『喫茶養生記』には、緑茶や桑の葉粥の推奨、食事や運動の大切さが書いてあり、現代にも十分通用する内容です。これらのセルフケア・養生を心がけて生活すれば、三大疾患（ガン・脳卒中・心筋梗塞）や生活習慣病のリスクが減らせます。

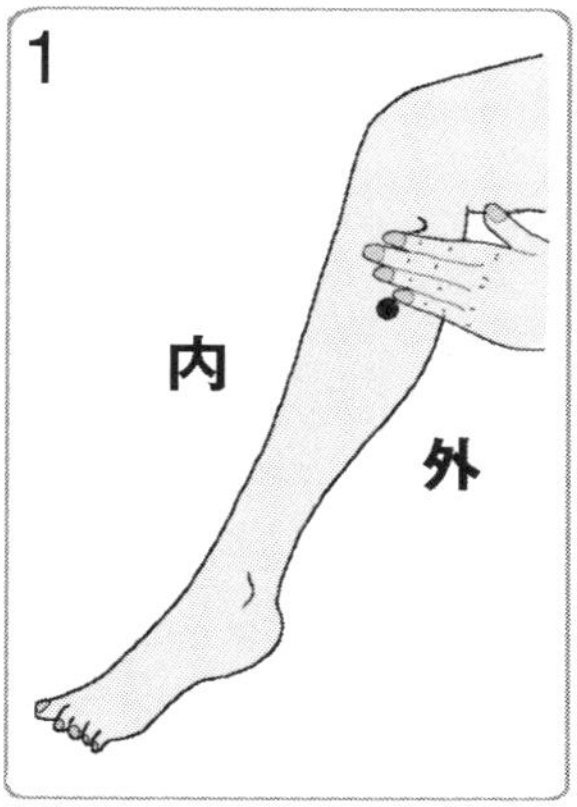

足三里《あしさんり》

膝のお皿の外側下にあるくぼみから指四本分下の所。押すと響く所

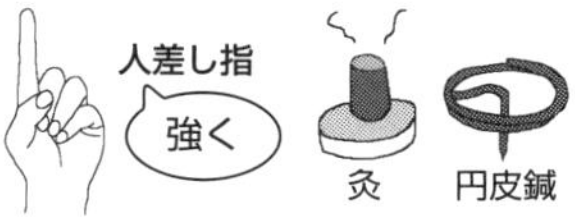

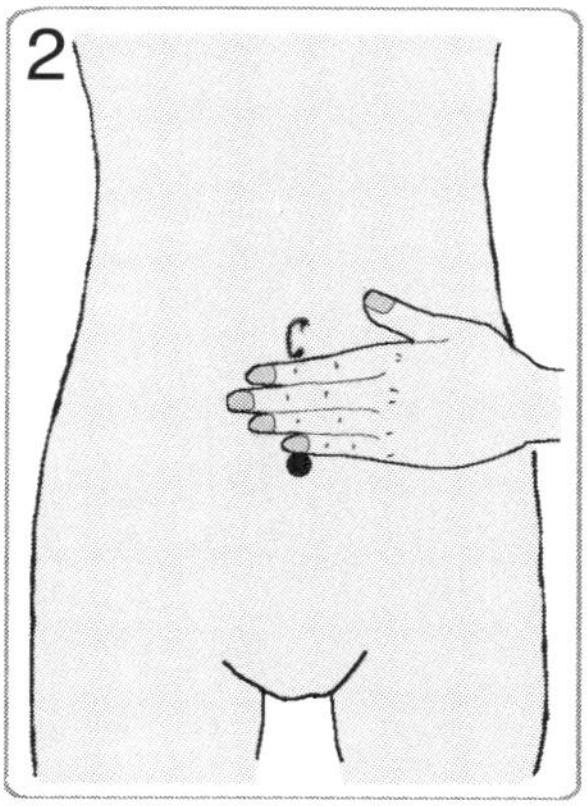

関元《かんげん》

へその直下指四本分の所

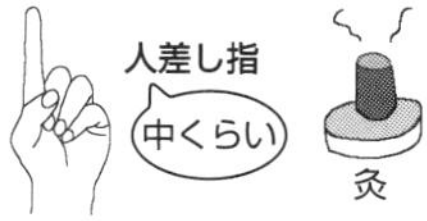

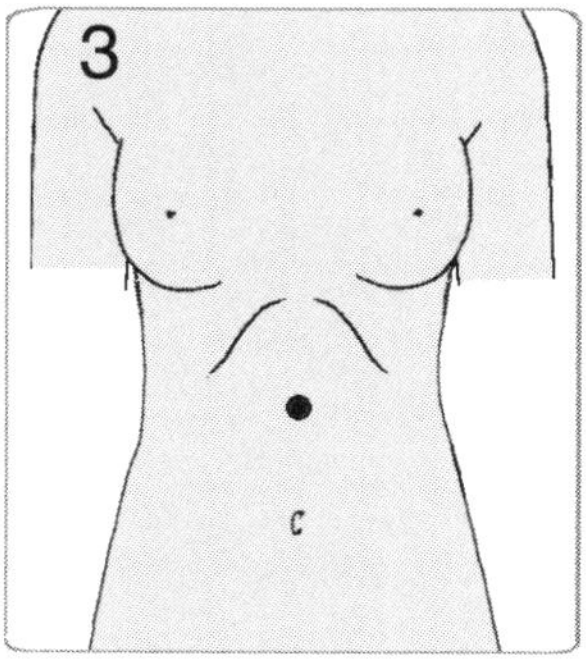

中脘《ちゅうかん》

へそとみぞおちの中間の所

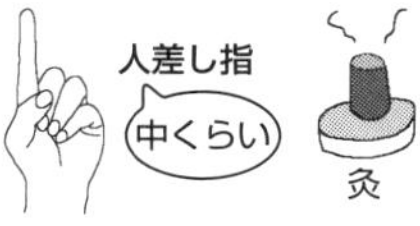

74
耳鳴り・難聴

耳鳴りの原因は内耳や中耳の病的な異常や高血圧、糖尿病、メニエール病、自律神経失調症等があります。耳鳴りは、キーンと音の高いものやウーという低い音があり、昼間はそれほど氣にならないものが、夜間になると強く感じます。難聴は声を大きくすれば聞こえる伝音性難聴と、大きくしても聴こえない感音性の難聴があり、感音性は内耳等の機能に障害があって難治性です。病的な場合は原因の治療を優先しますが、軽度の場合はツボ押しで改善する場合がありますので、症状が固定してしまう前に早めに対処しましょう。

加えて、首や肩のひどいコリも耳鳴りの要因になりますので、ひどく辛い時は治療が必要です。また、東洋医学では、耳は腎と関係が深いので、腎臓を玄米ホットパックやお灸で温めたり、腎に良い黒豆や黒ゴマ、ひじき等の黒い物を食べたりしましょう。

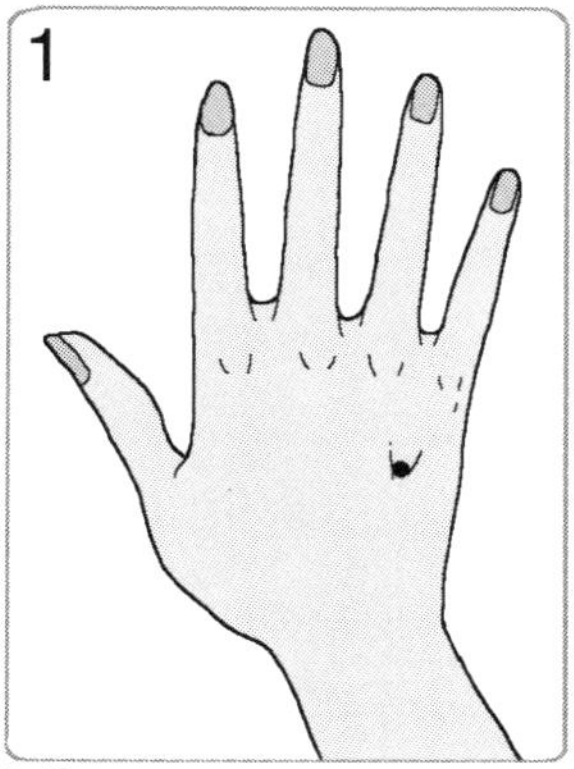

中渚《ちゅうしょ》

手の甲側で薬指と小指の間のコリコリする所

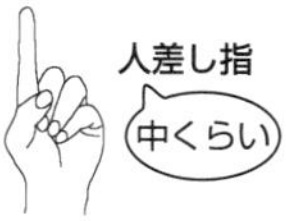

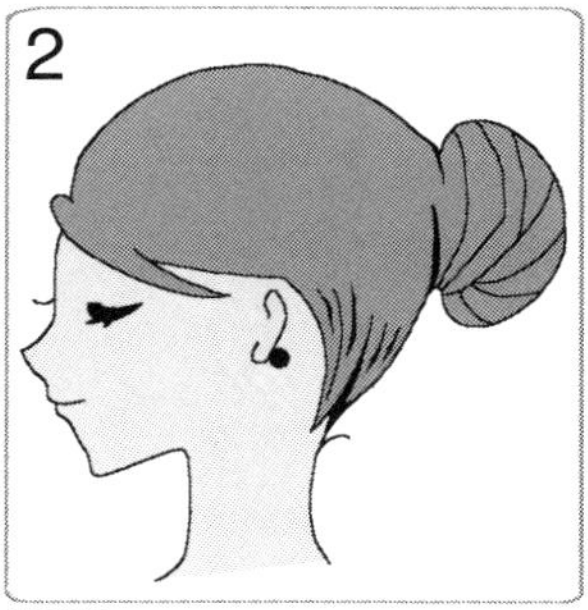

翳風《えいふう》

耳たぶの後ろのくぼみ。押すとズンと響く所

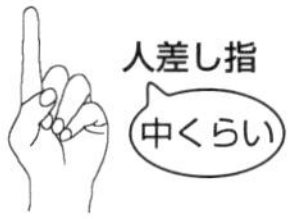

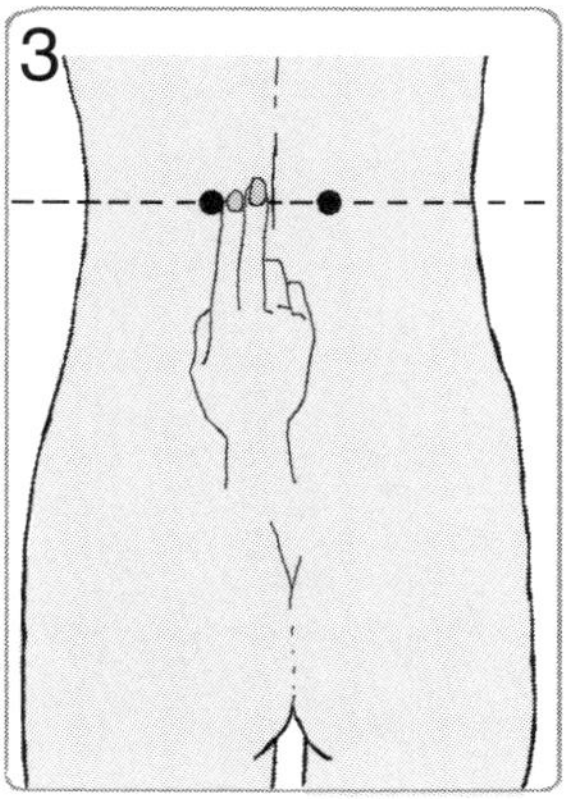

腎《じん》兪《ゆ》

ウエストラインと背骨の交点横、背骨から指二本分外側の所

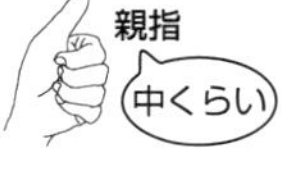

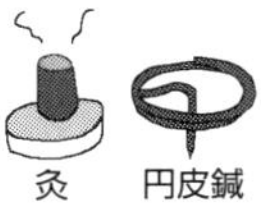

75

夜泣き・疳《かん》の虫

夜泣き、疳の虫とは、乳幼児の神経症のことです。原因が不明な場合が多いのですが、ストレスの多い環境、不適切な栄養摂取、特に糖分の過剰摂取（疳の字はやまいだれに甘いと書きます）で身体が酸性に傾き、神経が高ぶるのが原因と言われます。また、身体が急に発達し、精神的に不安定になるのも、要因の一つでしょう。

現代では、核家族が主流で夫婦、特にお母さんの育児の負担が大きく大変です。なるべく家族や行政のサポート等を受け、親の負担を減らせれば、子どもにも良い影響があるでしょう。赤ちゃんは内外的な調整が上手くできないので、大人がお腹の張り、服装、室温、おむつ等、より細かい配慮が必要です。東洋医学では、身柱《しんちゅう》にちりげ（散る氣）の灸が有名です。お灸がなければ、ツボの辺りを温かい手の平で温めて、ゆっくり擦《さす》ってあげると良いでしょう。

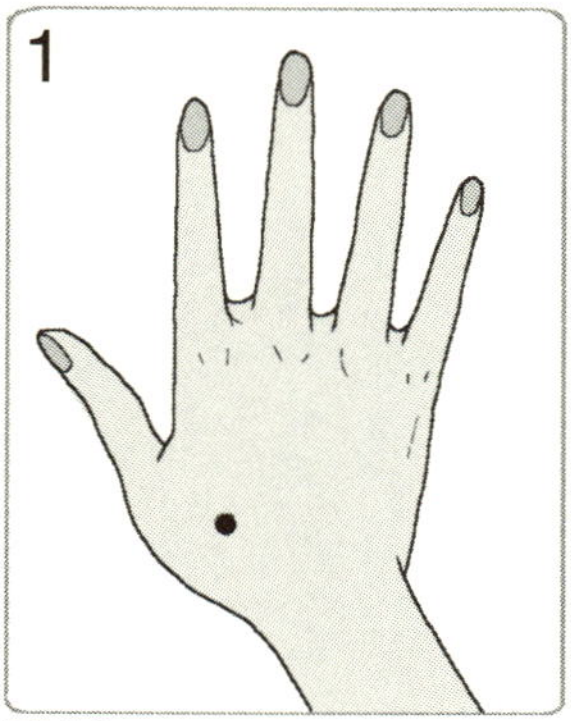

合谷《ごうこく》

親指と人差し指の間のくぼみ。人差し指側の骨に垂直に押しつけると響く所

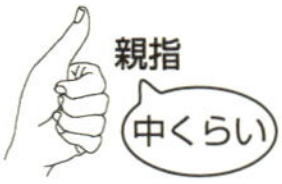

※子どもにお灸をする際は、弱いものでごく軽くやり、火傷に注意。火を使わないお灸も市販されています。

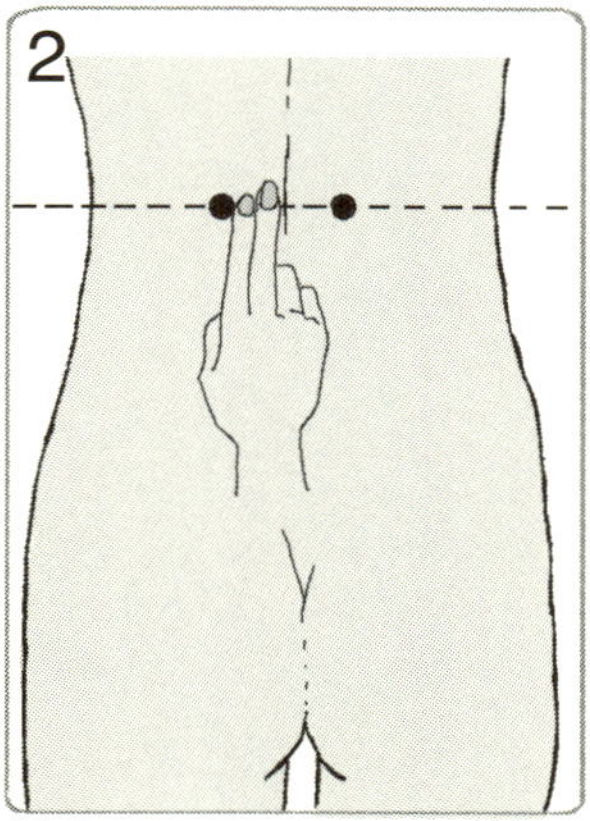

腎兪《じんゆ》

ウエストラインと背骨の交点横、背骨から指二本分外側の所

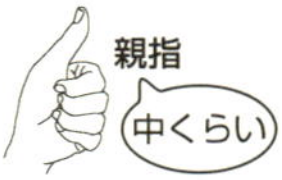

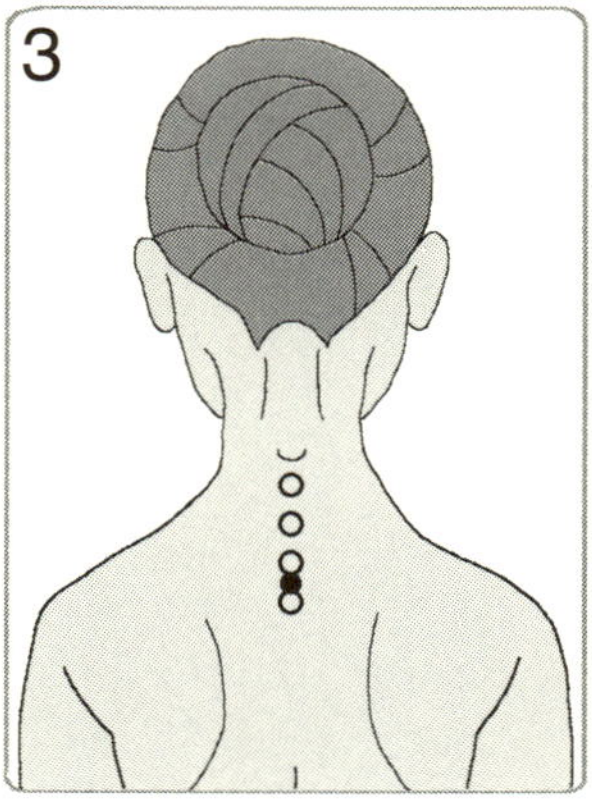

身柱《しんちゅう》

首を前に曲げた時に出る大きな骨の出っぱりから下に数えて３つ目と４つ目の骨の間

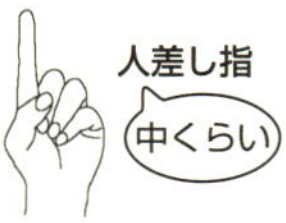

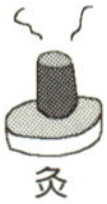

76 夜尿症《やにょうしょう》

おもらしは誰でも経験があると思いますが、四～五歳過ぎても夜間、無意識におもらしをしてしまうものを夜尿症と言います。膀胱《ぼうこう》が未発達な子どもは、夜中から明け方に冷えたり、限界を超えたりして、漏《も》らしてしまいます。膀胱等に機能、器質的異常がある場合は、その治療が必要となります。それ以外の多くは、大きくなるにつれて治癒していきますが、ストレスも原因になるので、子どもを安心させることも必要です。また、現代では、低体温の子どもも増えています。原因には冷房、冷たい飲食等が考えられます。冷えがおもらしの要因になるので、夕食にスイカやキュウリ等のウリ科の食べ物や、アイスや麦茶等の水分を多く摂るのも避けましょう。下腹部や腰周りを緩めたり、温めてあげましょう。

昔から身柱《しんちゅう》のちりげ（散り氣）の灸が有名です。また、首の後ろや肩甲骨の間をほんのり赤くなる位に爪を立てぎみにこする（使い古しの歯ブラシを斜めにして、こするのも可）とよいでしょう。

※子どもにお灸をする際は、弱いものでごく軽くやり、火傷に注意。火を使わないお灸も市販されています。

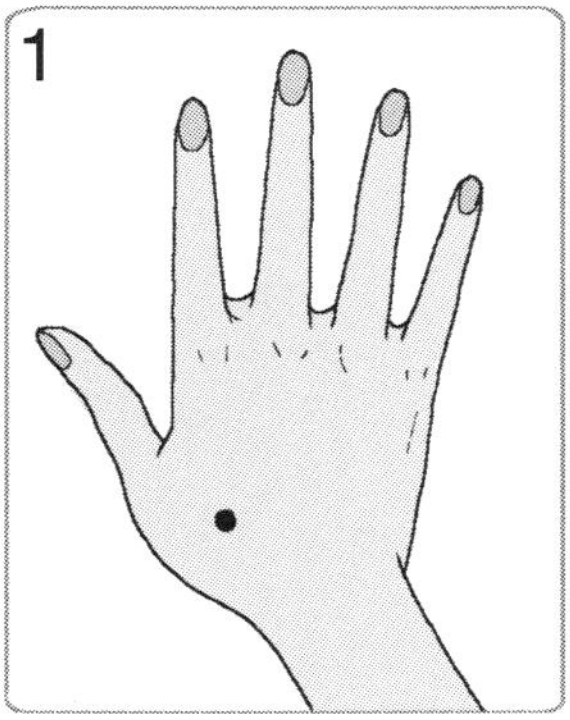

合谷《ごうこく》

親指と人差し指の間のくぼみ。人差し指側の骨に垂直に押しつけると響く所

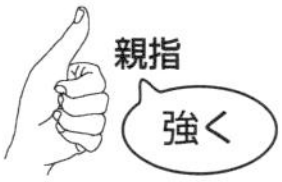

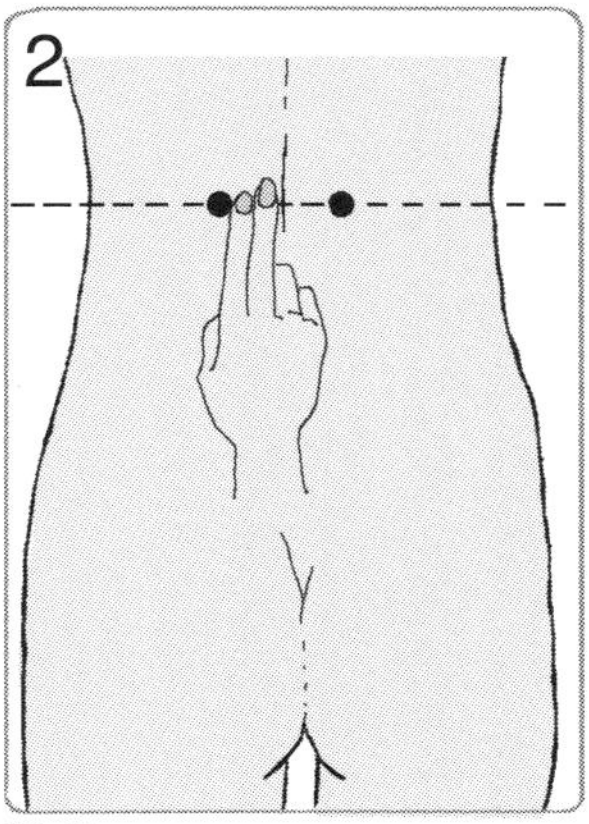

腎兪《じんゆ》

ウエストラインと背骨の交点横、背骨から指二本分外側の所

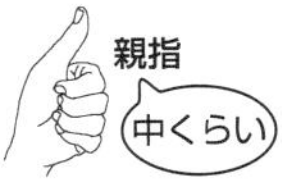

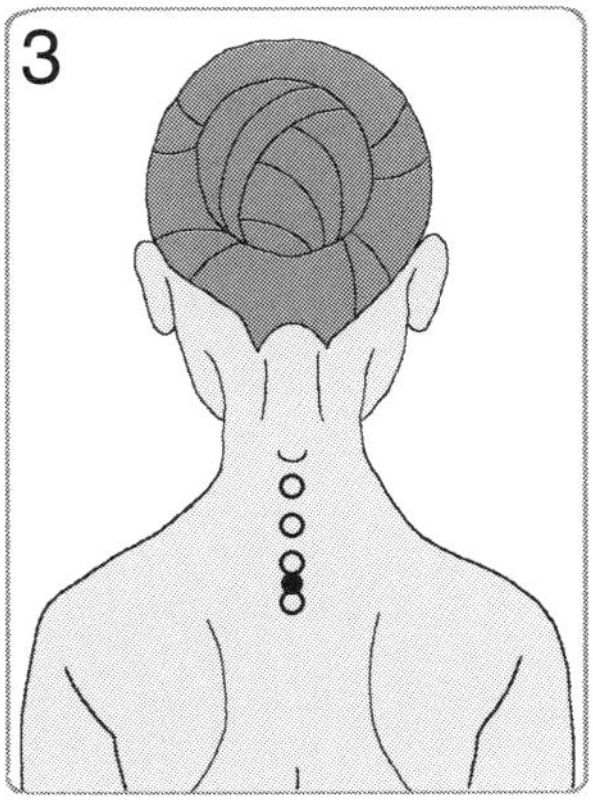

身柱《しんちゅう》

首を前に曲げた時に出る大きな骨の出っぱりから下に数えて３つ目と４つ目の骨の間

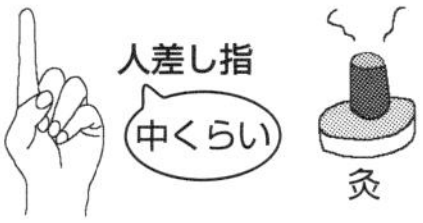

77

氣管支喘息

氣管支喘息は、呼吸困難の発作性の咳とゼイゼイ・ヒューヒューという喘鳴《ぜんめい》が特徴です。原因はダニ、カビ、花粉、ハウスダスト等のアレルギー物質、ペットの毛、タバコの煙、冷氣等が考えられます。それ以外にもストレス、風邪、季節の変わり目の天氣等も発作の原因になります。また、発作は夜間や明け方に多くなります。

小児に発症したものは、年齢が上がると自然治癒する場合もありますが、身体を丈夫にし、発作を軽減するようにできれば、身体への負担も減ります。日頃から、胸や肺の裏辺りの背中、肩、首の筋等を緩めましょう。左記のツボの中府を緩ませる時には、右胸は左手の人差し指と中指で円を描くようにやや強めに押してください。膈兪《かくゆ》は横隔膜の後ろにありますが、よく咳をすると、肩甲骨の間も硬くなっているので、しっかり緩めてあげましょう。全体的に身体が緩まると、普段の呼吸も楽なり、精神的にも楽になります。小児の場合は、身柱《しんちゅう》に熱くない小さなお灸を、皮膚がほんのり赤くなるのを目安に毎日続けるとより効果的です。

※子どもにお灸をする際は、弱いものでごく軽くやり、火傷に注意。火を使わないお灸も市販されています。

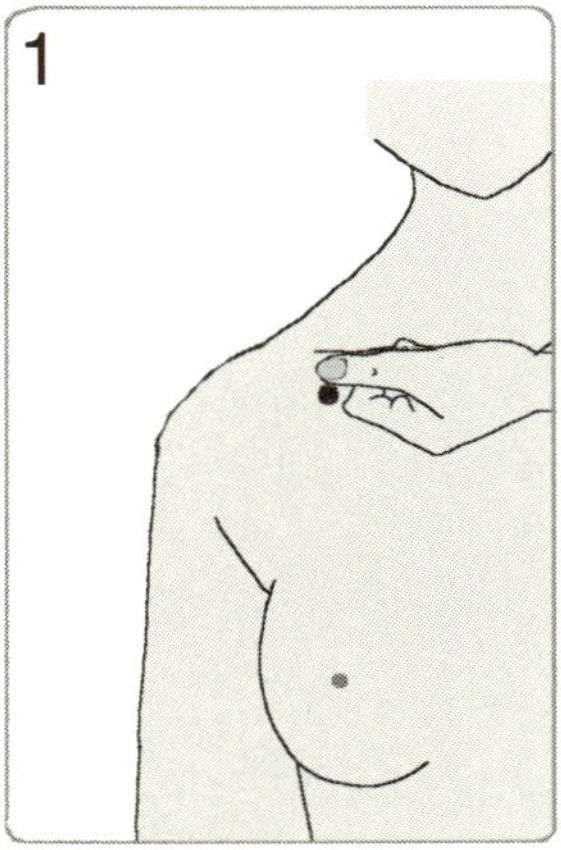

中府《ちゅうふ》

鎖骨下外側のくぼみから、親指一本分下の所

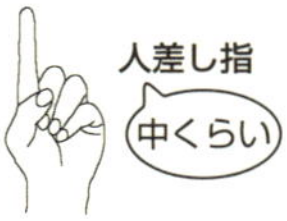

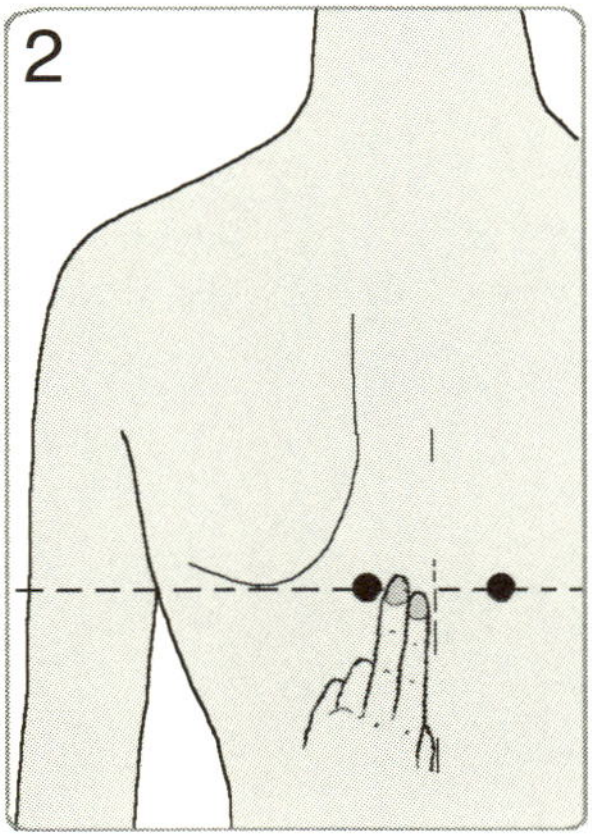

膈兪《かくゆ》

肩甲骨の下端を結んだ線上で背骨から指二本の所

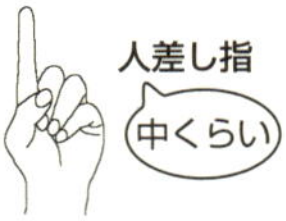

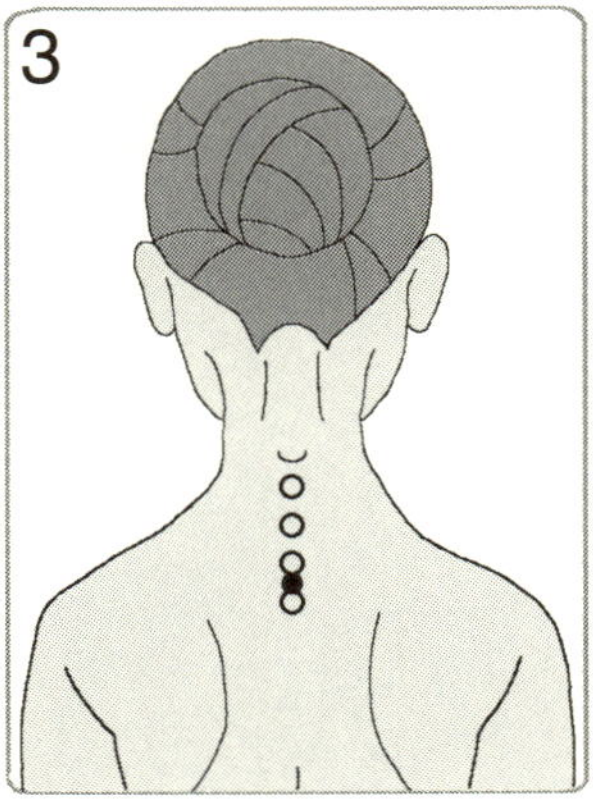

身柱《しんちゅう》

首を前に曲げた時に出る大きな骨の出っぱりから下に数えて３つ目と４つ目の骨の間

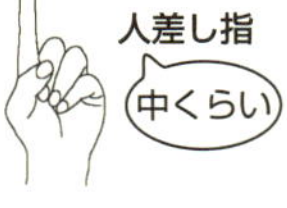

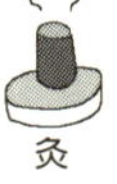

78 アトピー性皮膚炎

アトピー性皮膚炎とは、痒《かゆ》みを伴う慢性的な皮膚炎（湿疹《しっしん》）のことです。皮膚の乾燥とバリアー機能の異常が生じ、そこへ様々な刺激が加わることでアレルギー反応が起こります。季節や生活状態で、よくなったり悪くなったりを繰り返します。

基本的な対処法は、原因となるアレルゲンの食べ物（卵、牛乳、大豆、小麦、そば等）を避けることや、ハウスダスト、ダニ、その他刺激になるものの除去です。乾燥には保湿クリームが有効ですが、外氣に触れて乾燥しやすい首、手首や肘、足首等は痒みがひどい場合が多く、つい掻きすぎてしまい、ジュクジュクし、ひどい場合は出血に至ることもあります。この部分を、つまようじを二十本束ねて軽く叩くと、痒みが緩和されます。

また、砂糖や油、高タンパク食（肉、魚、大豆等）、化学合成農薬、化学繊維の衣類等もアトピーにはよくないので、なるべく避けたほうがよいでしょう。便秘にも注意し、粉食より、粒食のほうがアトピーの影響が出にくいです。漢方では紫雲膏《しうんこう》という軟膏をつけ、炎症や出血をおさえます。

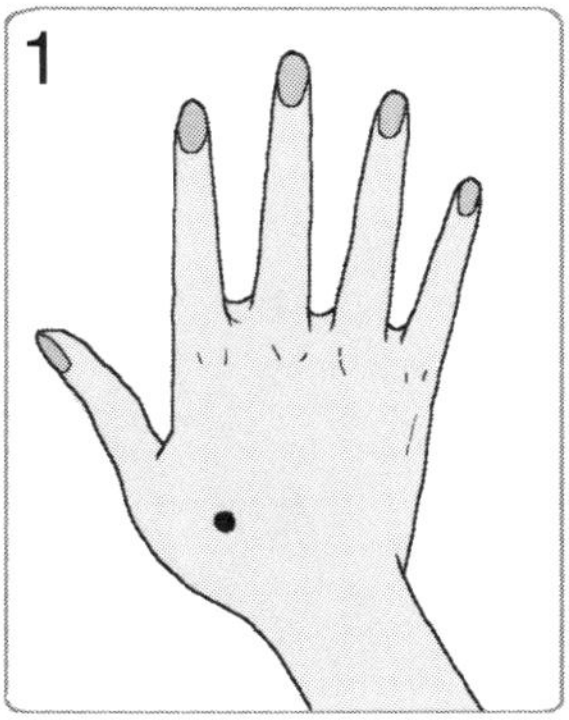

合谷《ごうこく》

親指と人差し指の間のくぼみ。人差し指側の骨に垂直に押しつけると響く所

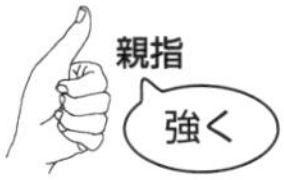

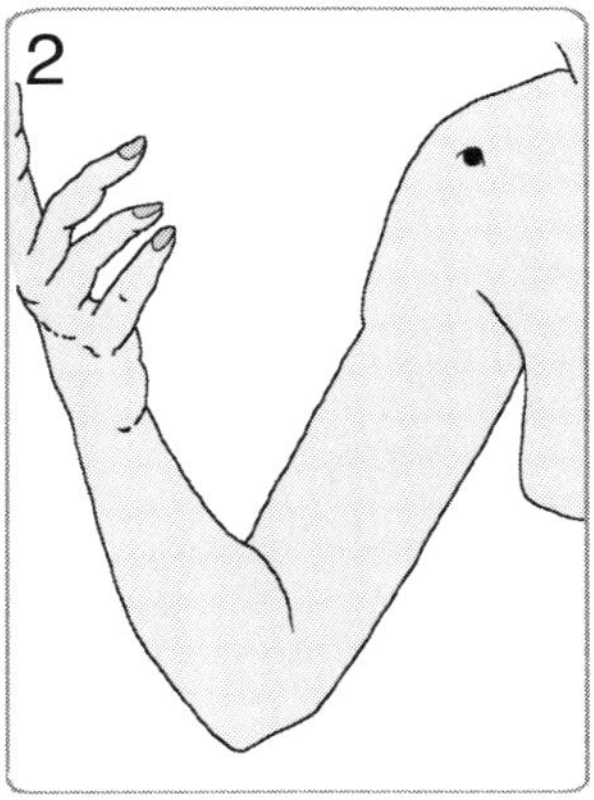

肩髃《けんぐう》

腕を肩と水平に上げた時にできる肩関節の前のコリコリするくぼみ

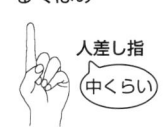

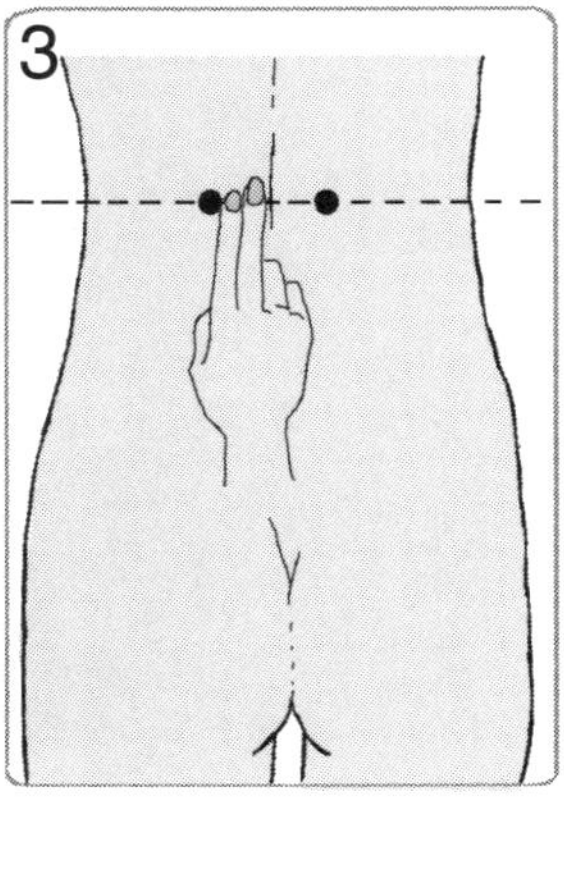

腎《じん》兪《ゆ》

ウエストラインと背骨の交点横、背骨から指二本分外側の所

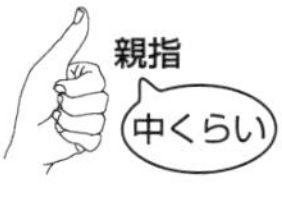

79

症例1 腰椎椎間板ヘルニア

二十代・男性、乗馬をして、落馬し腰を痛める。その後も腰に負担のかかる作業をして、左の腰が痛む。長時間椅子に座っていると痛みが増すが、しびれはない。整形外科では、腰《よう》椎椎間板《ついついかんばん》ヘルニアと診断される。左腰から大腿《だいたい》の後ろにかけて張る感じがあり、背中も張っている。

椎間板ヘルニアは、重い物を急に持ち上げたりした時に、椎骨《ついこつ》と椎骨の間にある椎間板に圧力がかかり、中にある髄核《ずいかく》が飛び出し、神経を圧迫して痛む疾患です。悪化するとしびれも現れます。

前述の患者さんは、しびれは無い中程度の症状でしたので、一回の治療で痛みが半減し、三回目の治療でほぼ痛みは無くなりました。ただ、ヘルニア自体が無くなることはありませんので、脚や腰の周りの筋肉の緊張を緩めると事が大切です。疲れを溜めないように、左記のツボを押しましょう！

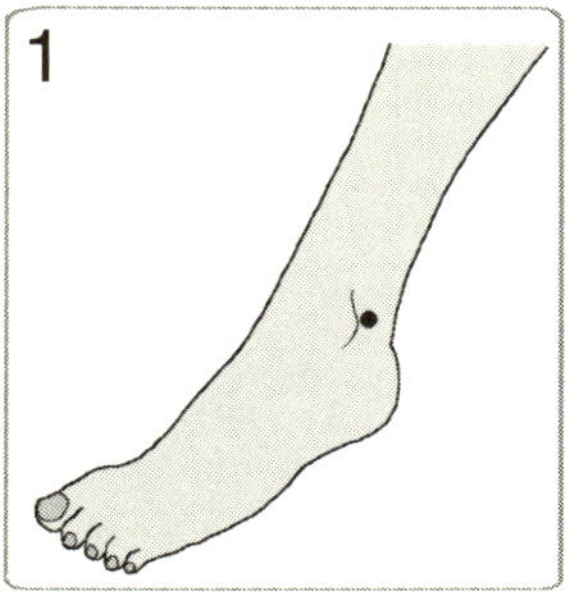

崑崙《こんろん》

外くるぶしの頂上の高さで、後ろのアキレス腱との間のくぼみのグリグリする所

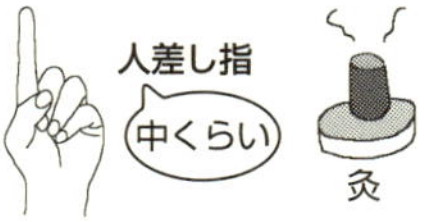

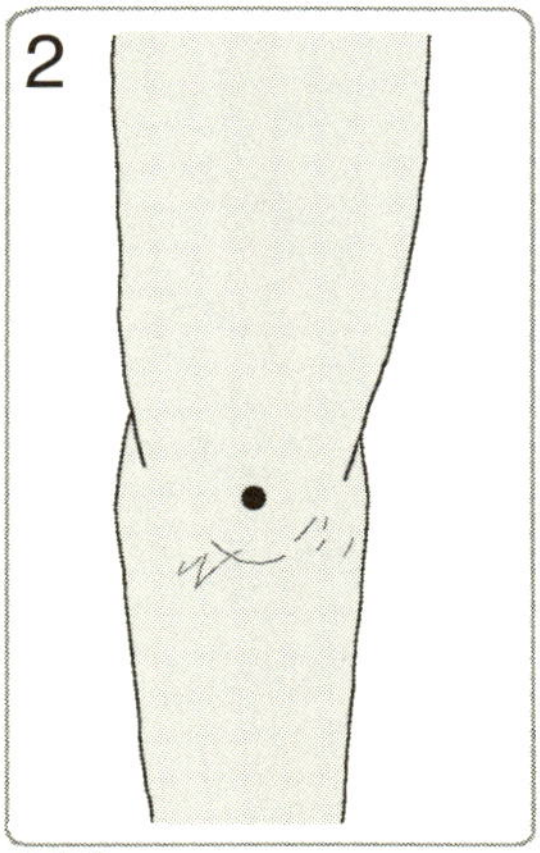

委中《いちゅう》

膝の真後ろの中心部（曲げてできるシワの高さ）

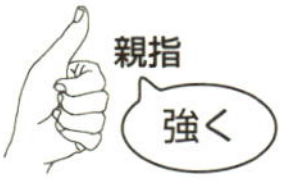

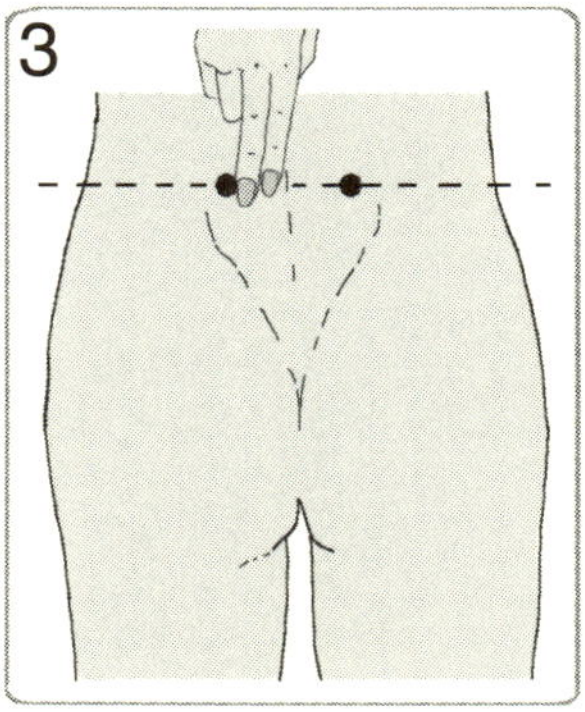

大腸兪《だいちょうゆ》

腰骨の上端を結ぶ線上で背骨から指二本分外側の所

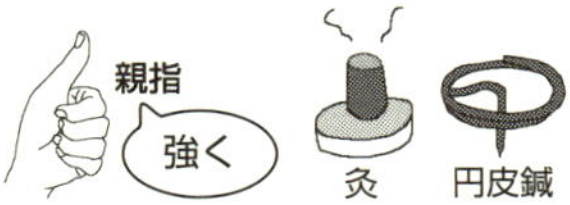

80

症例2　頸肩腕症候群《けいけんわん》

三十代・女性、一ヶ月前から仕事が忙しく、左の首、背中が痛み出した。作業はパソコンでコピー、ペースト、打ち込み等の同じ作業が多い。二〜三日前からしびれも出てきた。

［頸肩腕症候群は上腕神経叢《そう》、自律神経、血管などが障害され、首、肩、上腕の痛み、しびれ、知覚鈍磨、運動障害などの症状が出てきます。］

前述の患者さんは、右利きですが、両首（特に左が強い）が張り、左の肩甲骨周り、わきの下、上腕と前腕が強く緊張しており、あまり動かせない状態でした。親指と人差し指に軽いしびれも出ていました。一回の治療で症状が半分に減り、五回の治療でしびれ以外は無くなりました。その後も治療を継続し、しびれもほぼ無くなりました。ただ、仕事は相変わらず忙しいので、疲れると治療に来られます。なるべく、患部の負担を軽減させ、左記のツボを押しましょう！

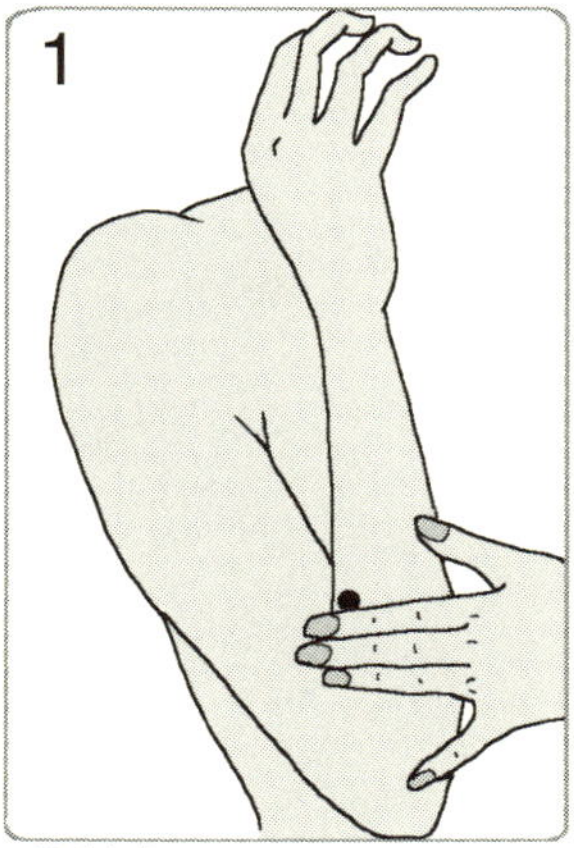

手三里《てさんり》

肘を曲げてできるシワから親指側に指三本分の所

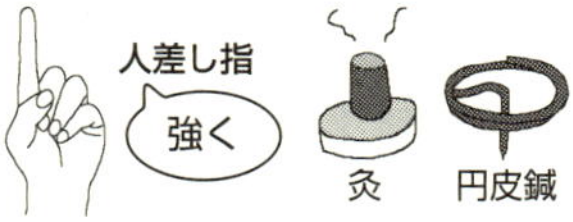

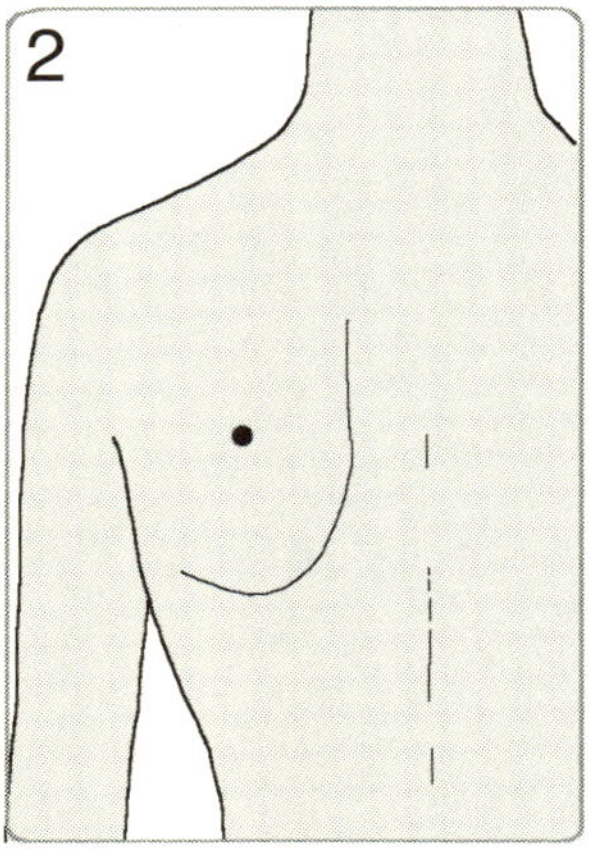

天宗《てんそう》

肩甲骨の真ん中の硬い所で、押すとズーンと響く所

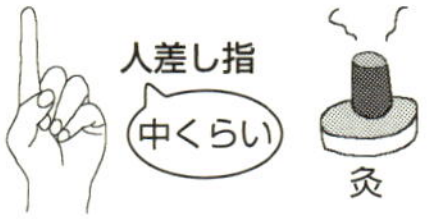

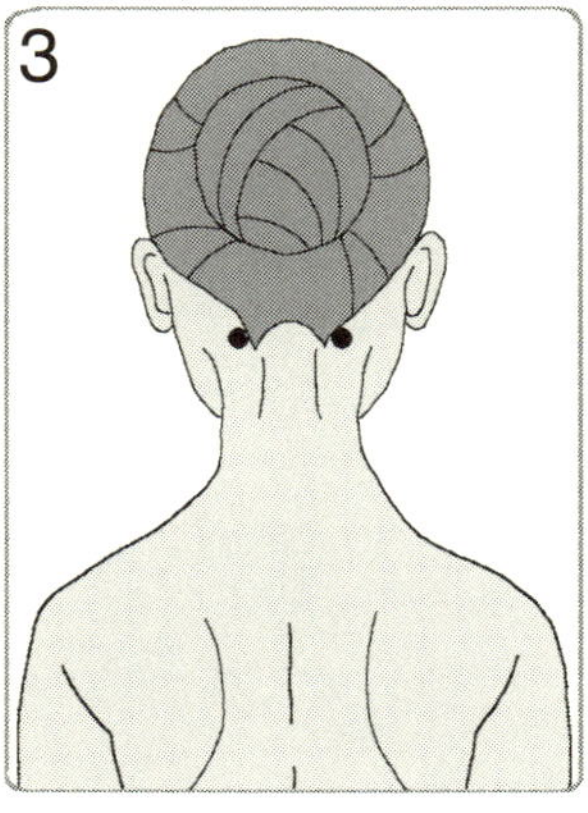

風池《ふうち》

首の後ろにある太い筋の外側のくぼみと耳のすぐ後ろにある骨との中間。押すと響く所

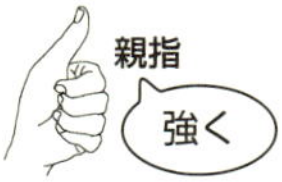

81

症例3 帯状疱疹《たいじょうほうしん》後の神経痛（顔面部）

二十代・女性、十ヶ月前に帯状疱疹を発症。顔の右の三叉《さんさ》神経に沿って顎《あご》から耳にかけて疱疹ができる。二十日間入院し加療。ほぼ八割方改善する。しかし、体調や天氣により、疱疹がひどかった所を中心に、神経痛で夜も眠れない時がある。疲れやストレスにより悪化することもあり受診。

［水痘ウイルスによる疱疹。顔面、脇腹、鼠径部《そけいぶ》等に帯状に出ます。疱疹が治った後、神経痛が出ることがあります。］

前述通り、症状は右の顔面部ですが、右の首、肩、背中も緊張していましたし、右をかばって、左もこっていました。このような時は、顔面部専用の鍼灸が有効ですし、全身の治療も効果的です。患者さんも一回の治療で二割残っていた痛みが、〇・五まで減り、眠れるようになり、食欲も出て、便秘も解消したとのことでした。この疾患は痛んだ神経根部の回復に時間がかかったり、天候等に影響されたりするので、ある程度の継続治療が必要です。

1

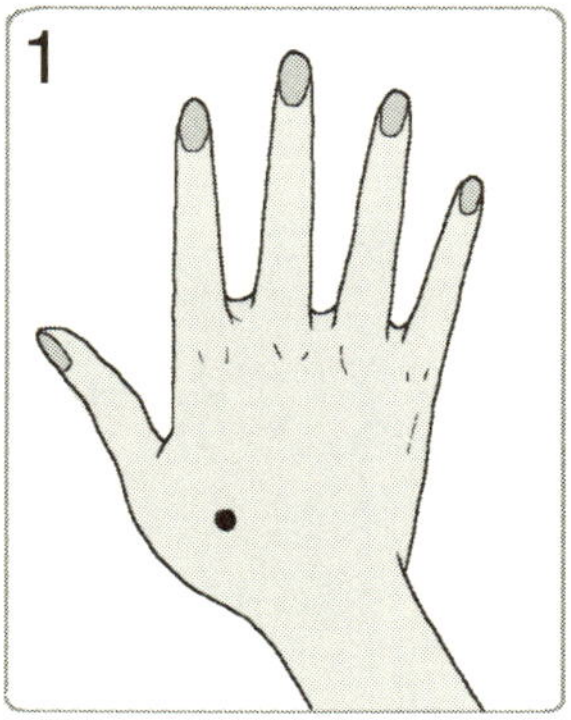

合谷《ごうこく》

親指と人差し指の間のくぼみ。人差し指側の骨に垂直に押しつけると響く所

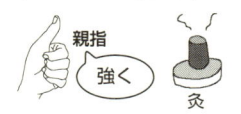

2

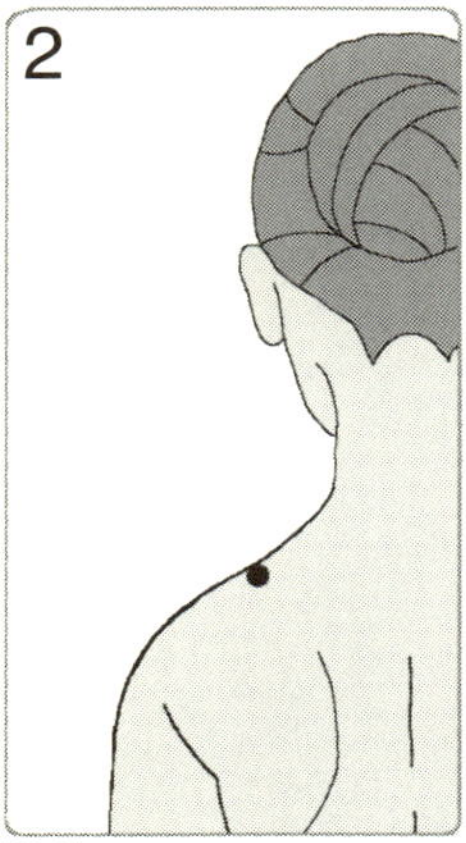

肩井《けんせい》

首の付け根と肩先の真ん中の所。肩に反対側の手のひらを自然にのせた時に、中指が当たる所

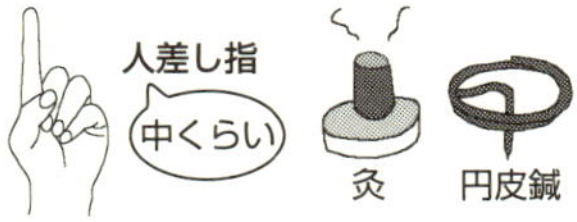

3

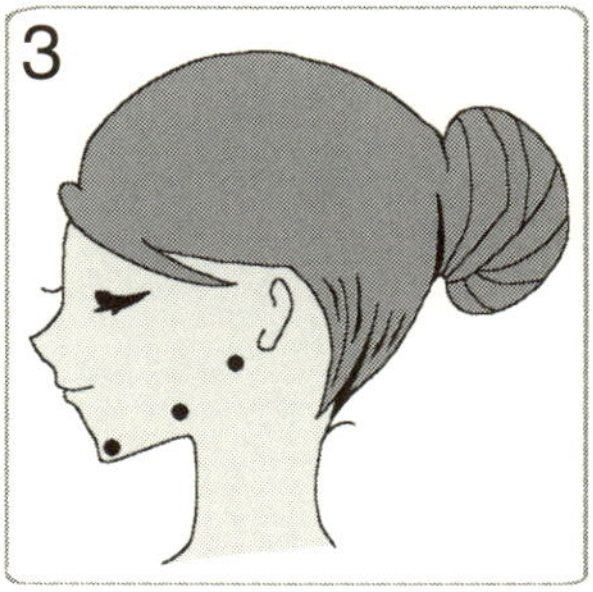

顔面の患部

一番症状の悪い部分、痕《あと》の残っている所

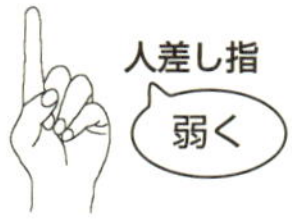

82

症例4　不妊症

三十代・女性、生理は順調だが、仕事もフルタイムでしており、首肩がこり、手足、腰、お腹が冷え、疲れやすい。妊娠を希望して来院。病院にも通院中。

「不妊症とは、日本では、避妊をせずに通常の夫婦関係があり、一年間以上妊娠のない状態を言います。」

前述の患者さんは三十代半ばになり、やや焦《あせ》り始めていましたが、妊娠するしないに係わらず、冷え症や疲労感、全身のコリを改善し、体調をよくしていけば、結果がついてくるでしょうと話しました。まず、冷えの改善を目標に治療をし、自宅でのお灸も指導し、継続してもらいました。二週に一回の治療をし、三ヶ月で妊娠され、妊娠中も継続治療し、無事出産されました。基本的には、腰やお腹周りの血行をよくし、冷え症の改善をする。食生活も、甘い物や冷たい物を控える。基礎体温表をつけ、アース式半身浴することも薦《すす》めました。今回は結果が出ましたが、妊娠・出産は天の采配《さいはい》の部分もあると思います。

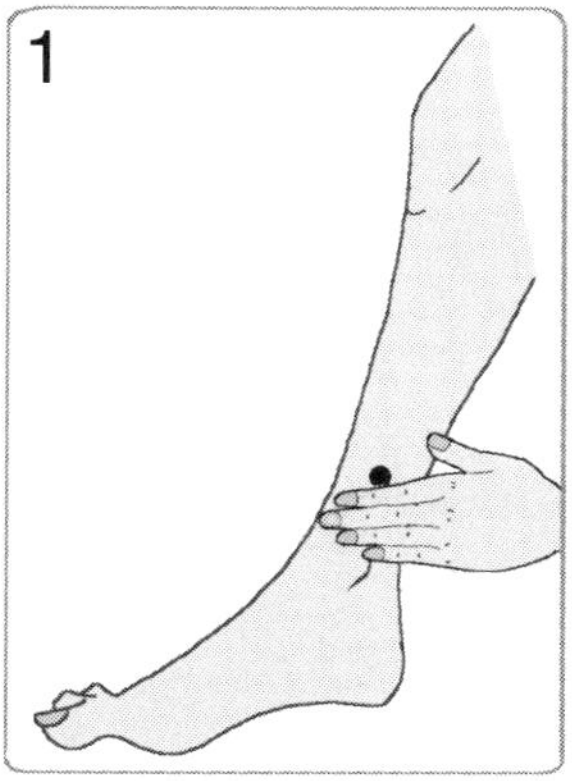

三陰交《さんいんこう》

内くるぶしの一番てっぺんから指四本分上の所で骨際のくぼみ

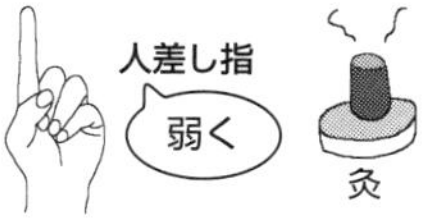

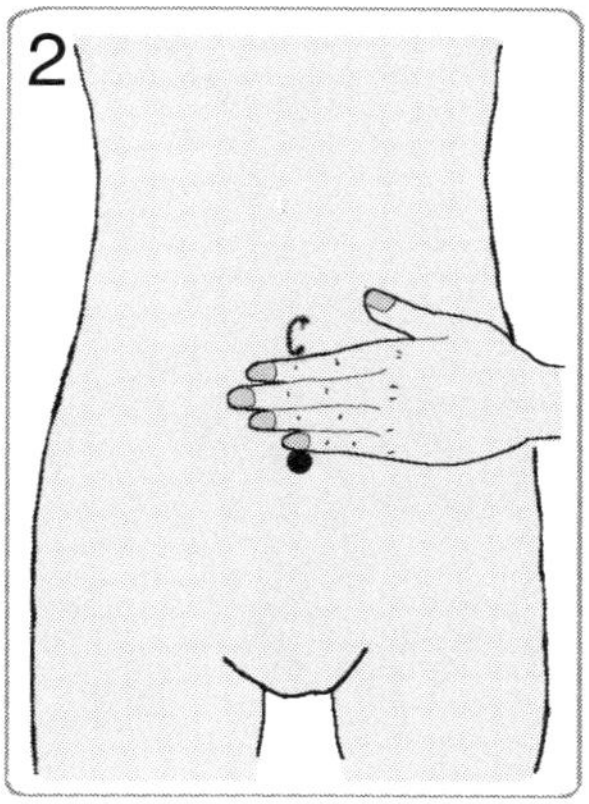

関元《かんげん》

へその直下指四本分の所

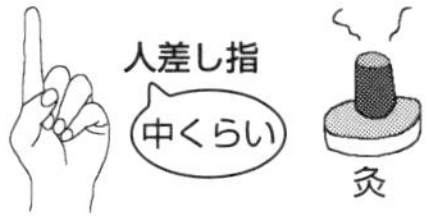

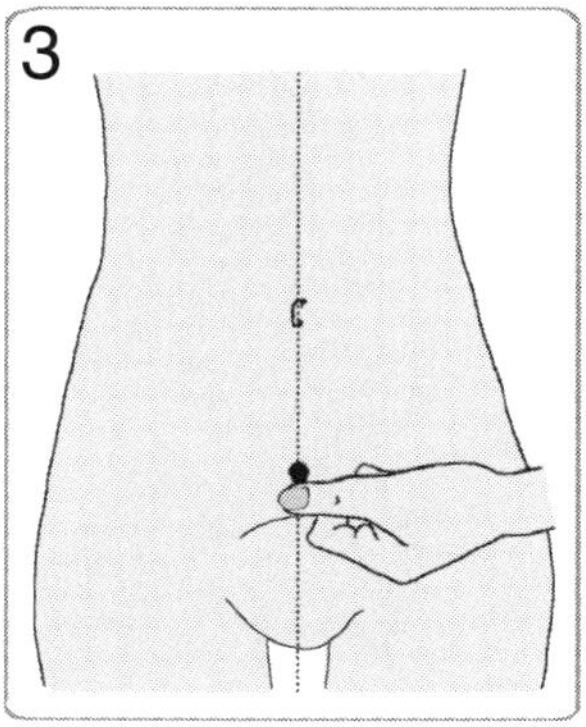

中極《ちゅうきょく》

腹部の正中線上、恥骨の上から親指一本分の所

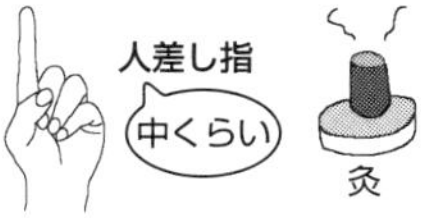

83

症例5 眼精疲労

三十代・女性、約一ヶ月前から左目の眼精疲労、目の奥が重苦しく、頭痛もある。眼科の検査では異常なし。痛み止めや眼薬を服用してもよくならないので来院。頭痛が起きると食事もできなくなるほど痛い。

目の使い過ぎにより、目の疲れ、かすみ、充血等が起こり、頭痛、吐き氣等の症状が出ることもあります。

左の肩首に強い緊張があり、左目の上瞼《まぶた》が硬くなっている。左側頭部に筋状に張っている所がある。全体的な左側の顔面、頭、頸部《けいぶ》の過緊張により、痛みが出ている感じ。初回治療の際は、痛み止め服用のため、治療後の軽快感はわからないとのことでしたが、治療後三日間は、痛み止めを服用しないで済み、食事もできたとのこと。効果は出ているので、週一で三回の治療を行う。三回終了後は、頭痛、目の奥の痛みが無くなり、痛み止めもやめました。その後、一ヶ月経っても左目の症状は出ていません。

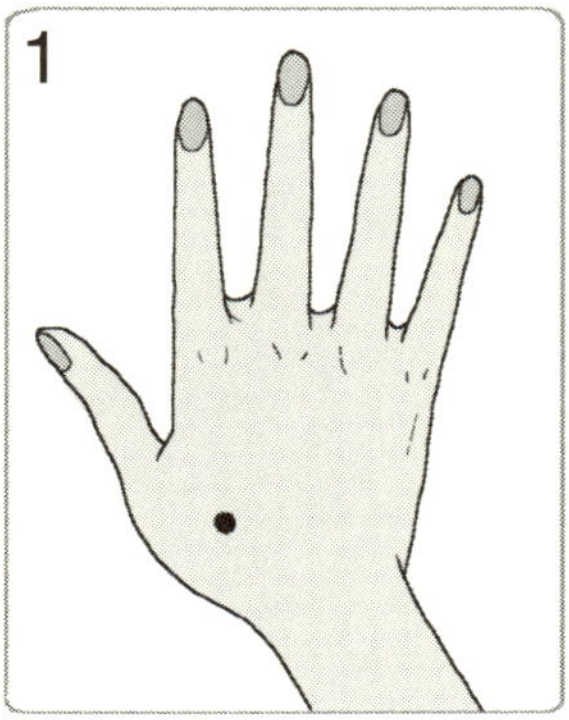

合谷《ごうこく》
親指と人差し指の間のくぼみ。人差し指側の骨に垂直に押しつけると響く所

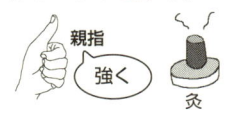

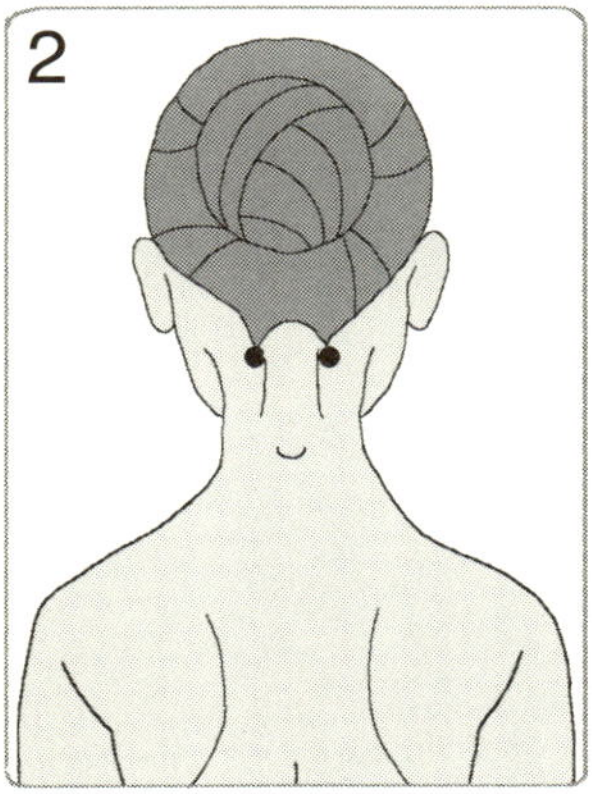

天柱《てんちゅう》
首の後ろの太い筋のすぐ外側のくぼみ。押すとズーンと響く所

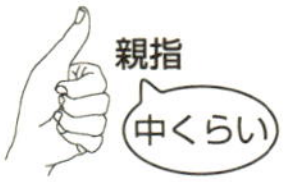

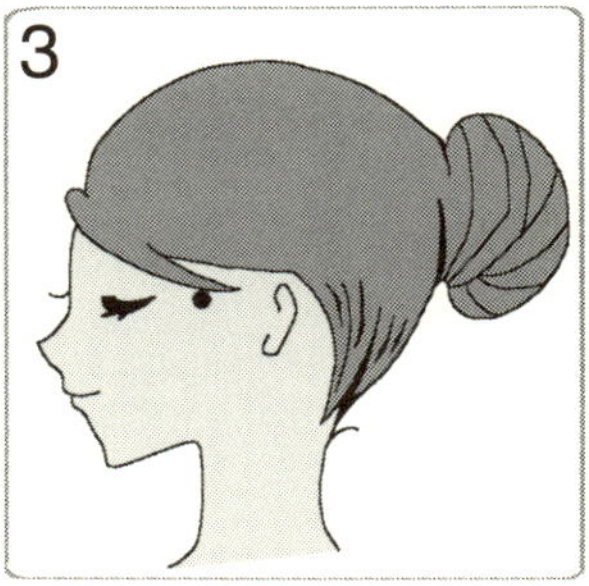

上関《じょうかん》
こめかみの所のくぼみ。グリグリすると響く所

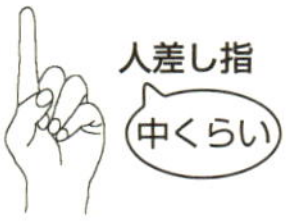

84 首・肩コリ体操

1 背筋を伸ばして、肩をグーッと上に挙げて、三秒保持して、一氣に力を抜き、ストンと落とすを三回繰り返す。日に数回する。

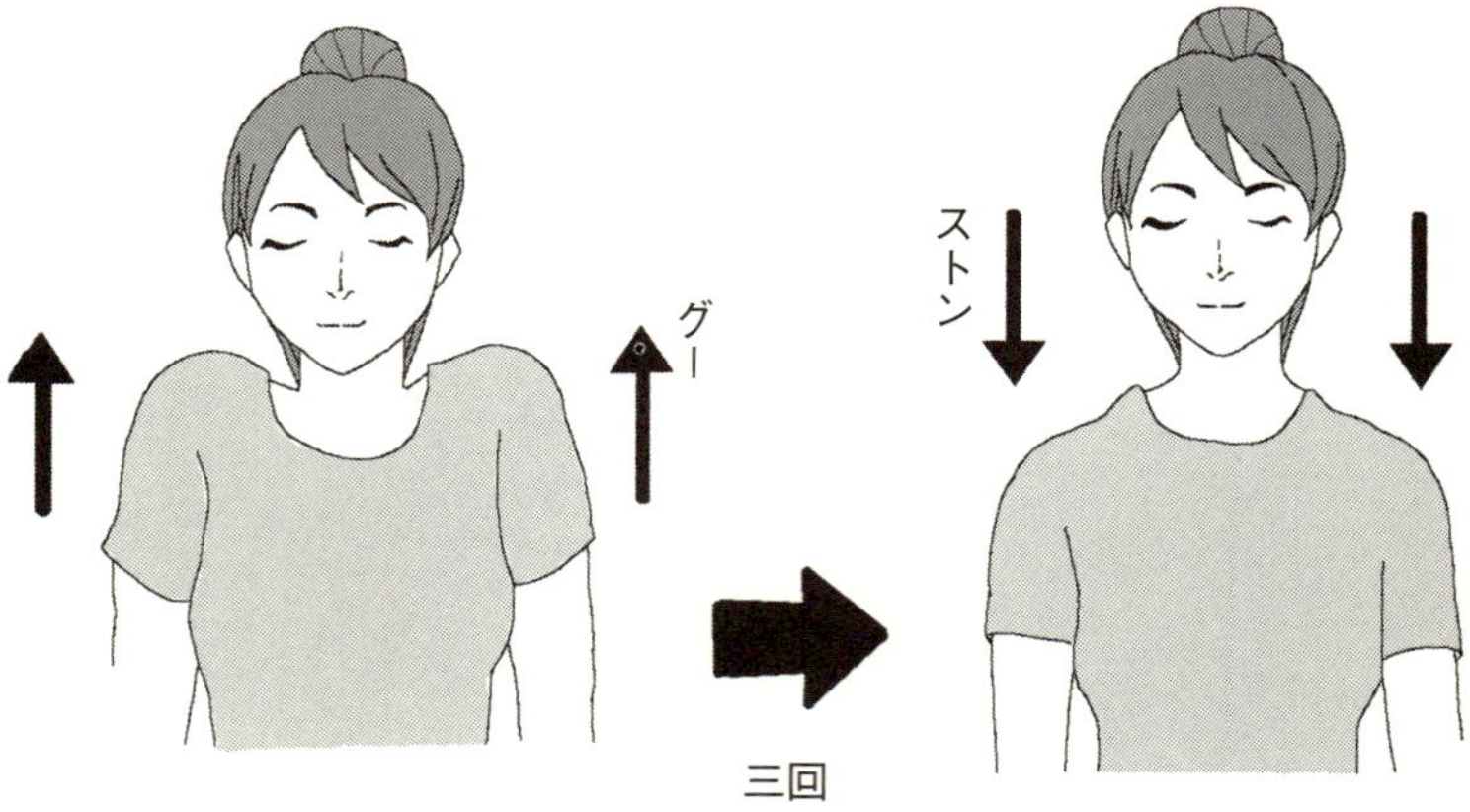

2 肩のストレッチ、腕を胸の高さに上げ、反対の手で肘上を保持して、腕を伸ばす。肩甲骨を開くイメージで息を吐きながら、伸ばす。その際、身体自体は動かないように氣をつける。三回一セットを腕の角度を変えて上・中・下と三方向行う。

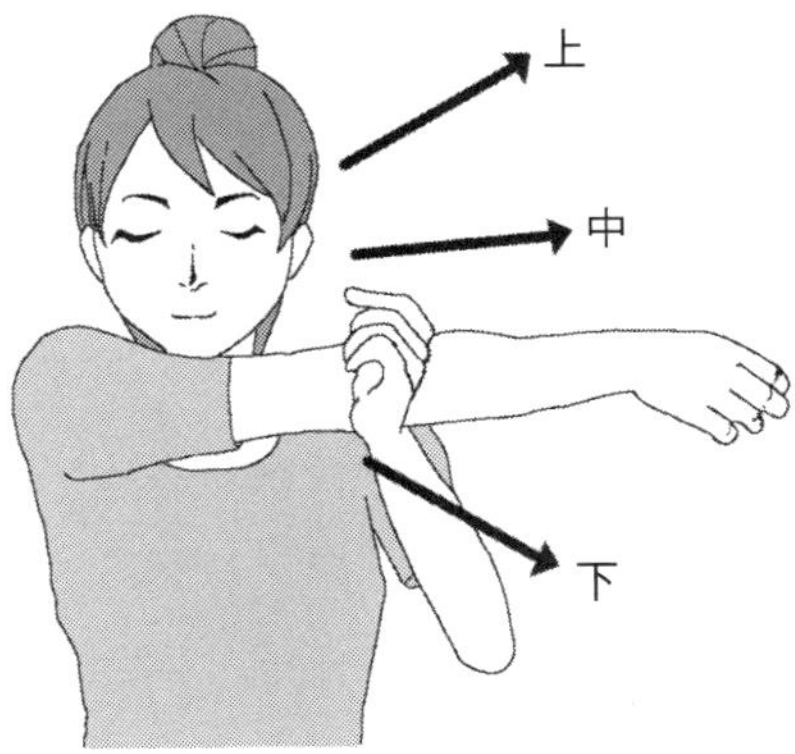

●ワンポイントアドバイス
他に鎖骨の下（ツボの中府）の所を円を描くように、十～二十回グリグリやや強めに押す。

85 四十肩・五十肩体操

（炎症のある方は炎症が治まってから行ってください!!）

1 アイロン体操

肩関節の炎症は治まり、固くなってしまった肩関節を積極的に動かし、可動域を広げるアイロン（以前は重くて身近にあったアイロンを用いた）体操。椅子とペットボトル（今は軽いアイロンより2Lの取手付のボトルが便利）を用意し、椅子に痛くない方の手を着き、痛い方の手にペットボトルを持ち、腕が身体と直角になるようにかがむ。肩全体の力を抜き、ボトルの重みを感じつつ、肩の関節が広がるのを意識する。筋肉の力ではなく、ボトルの重みで腕を前後、左右、円を描くように回転させるのを各八回位行う。

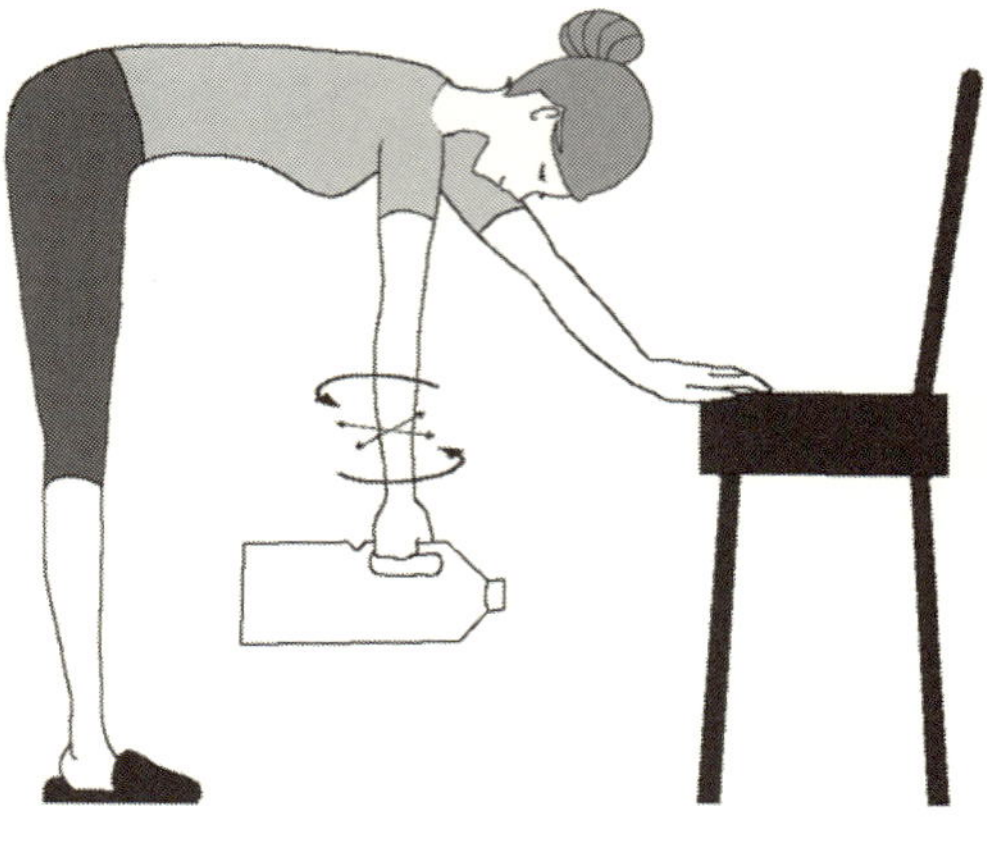

2 尺取り虫体操

壁を正面にして立つ。痛い方の腕を痛みが出ない位の所まで上げて行き、人差し指と中指を付く。そこから両方の指を交互に尺取り虫のように、ゆっくりと壁に這《は》わせて上げて行きます。数回上げると肩が痛くなるので、指を下に戻します。六回前後行います。上がった位置に印をつけると、日々の進歩がわかります。別バージョンで横向きで同様な体操を行ってもよいです。お風呂上がりは効果的です。

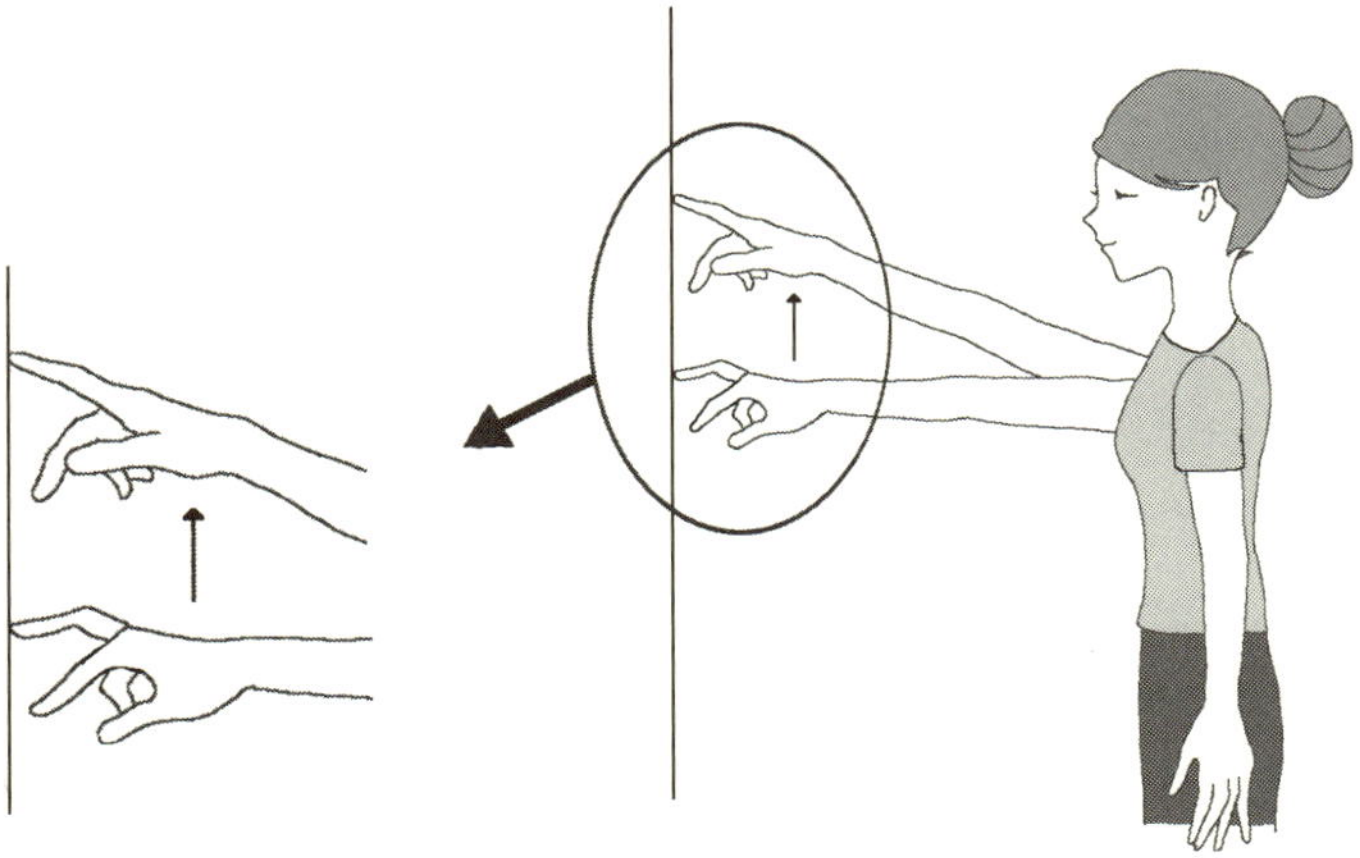

●ワンポイントアドバイス
わきの下の硬い所を揉みほぐすのも効果的です。
やり過ぎに氣を付けましょう。

86 腰痛体操

（強い痛みのある時は行わないでください）

1 仰向けに寝て、膝を抱えてゴロンゴロンとする。自然の反動を利用し、背骨の脇にある大きな筋肉（脊柱起立筋）をほぐすイメージで二十〜三十回、一日一〜二回行う。

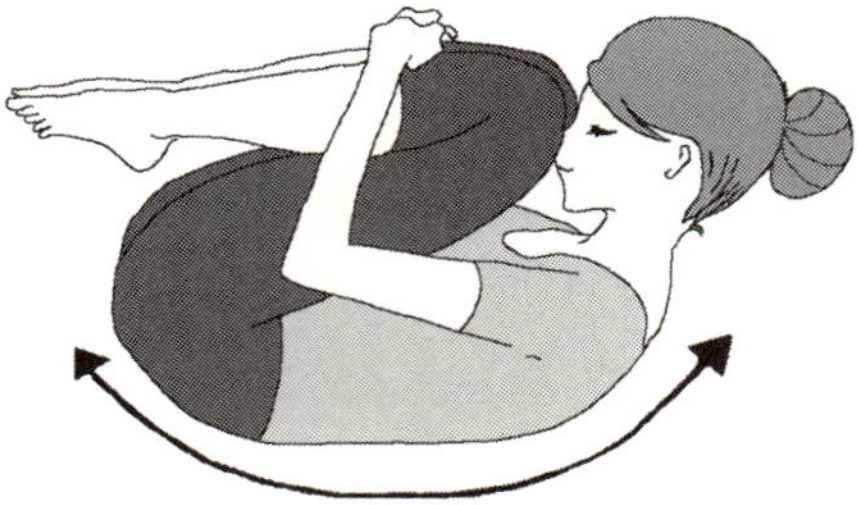

ゴロンゴロン

2 仰向けで両手は肘を折り後ろに着く、寝て起きた感じになります。脚は両方重ね、片側に倒します。その際、足は着いていても良いし、より強く刺激したい人は浮かせても良いです。お尻の横のホッペタ辺りのグリグリした所を支点にし、重みがかかるようにして円を描くように回します。左右十回を一日数回する。

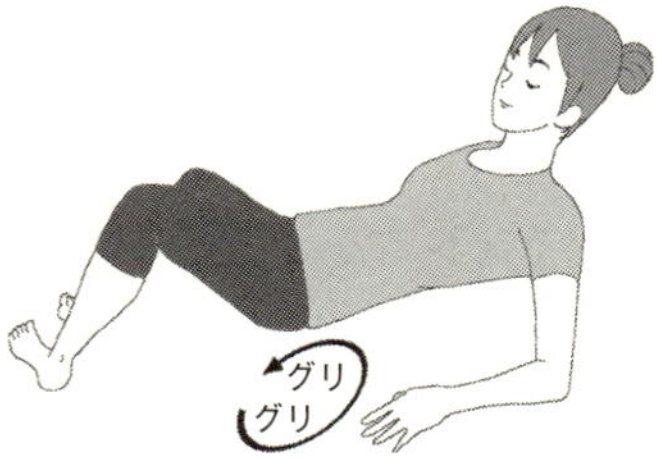

3 正坐になり、徐々に体を倒す。その際、無理はせずに両手をつきながら、両太もも、腹筋が伸びるのを感じつつ、痛すぎたら、図のように背中が着かなくてもOK。徐々に伸ばしていきましょう！（無理に伸ばすと痛めるので要注意！）

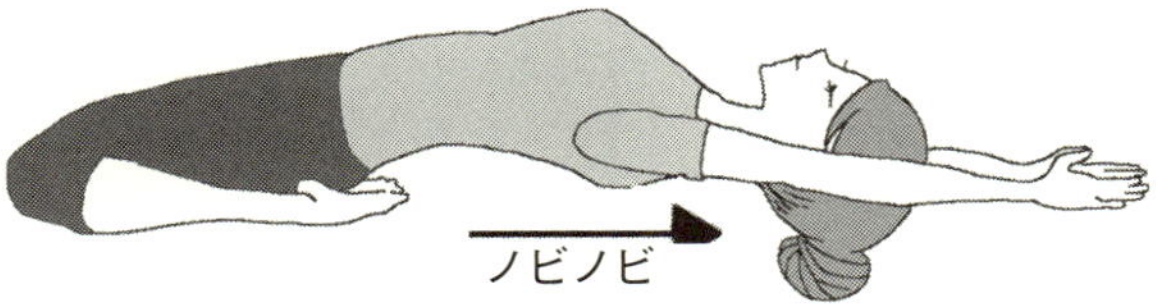

●ワンポイントアドバイス
ギックリ腰のような急性の時は安静にし、曲げ伸ばしは良くないですが、単に腰が緊張している場合は、電話帳や少年マンガ位の厚さの本に片足を置いて、洗顔したり、台所仕事をすると腰が緩んで、少し楽に作業できます。

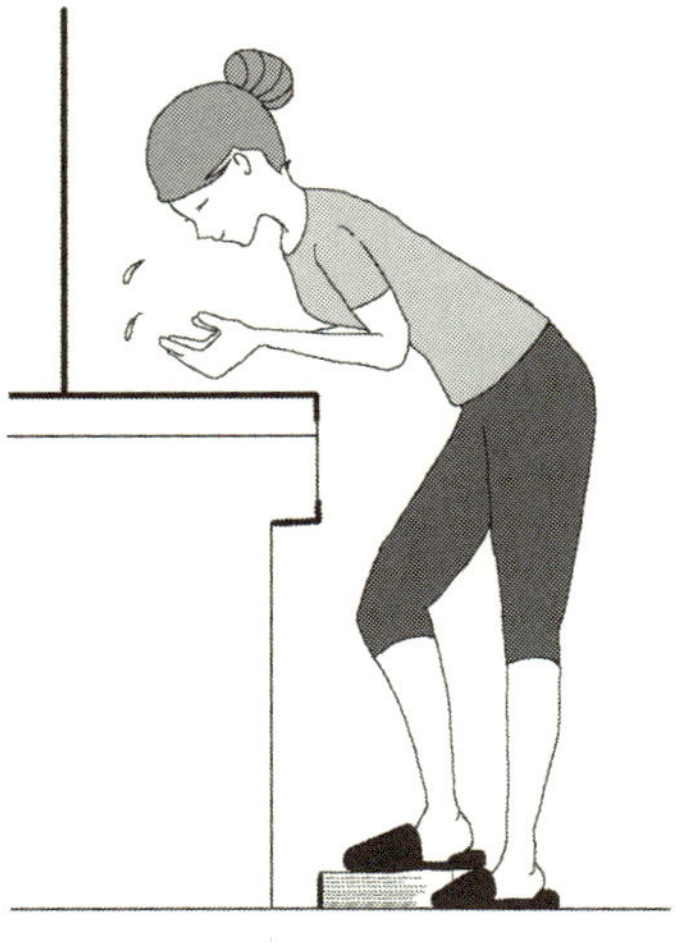

87 膝痛体操

（強い痛みがある時は行わないでください）

1 足上げ体操

椅子に腰かけ、背筋を伸ばし、片足を水平に伸ばして上げる。五秒保持を五～十回左右行う（テレビを見ながらでも可）。痛みが出るようだとやり過ぎなので回数を減らしましょう。オプションとして、丸めたタオルを膝の内側に挟み、両方の膝で押さえ、十秒保持を五回位するのもオススメ。

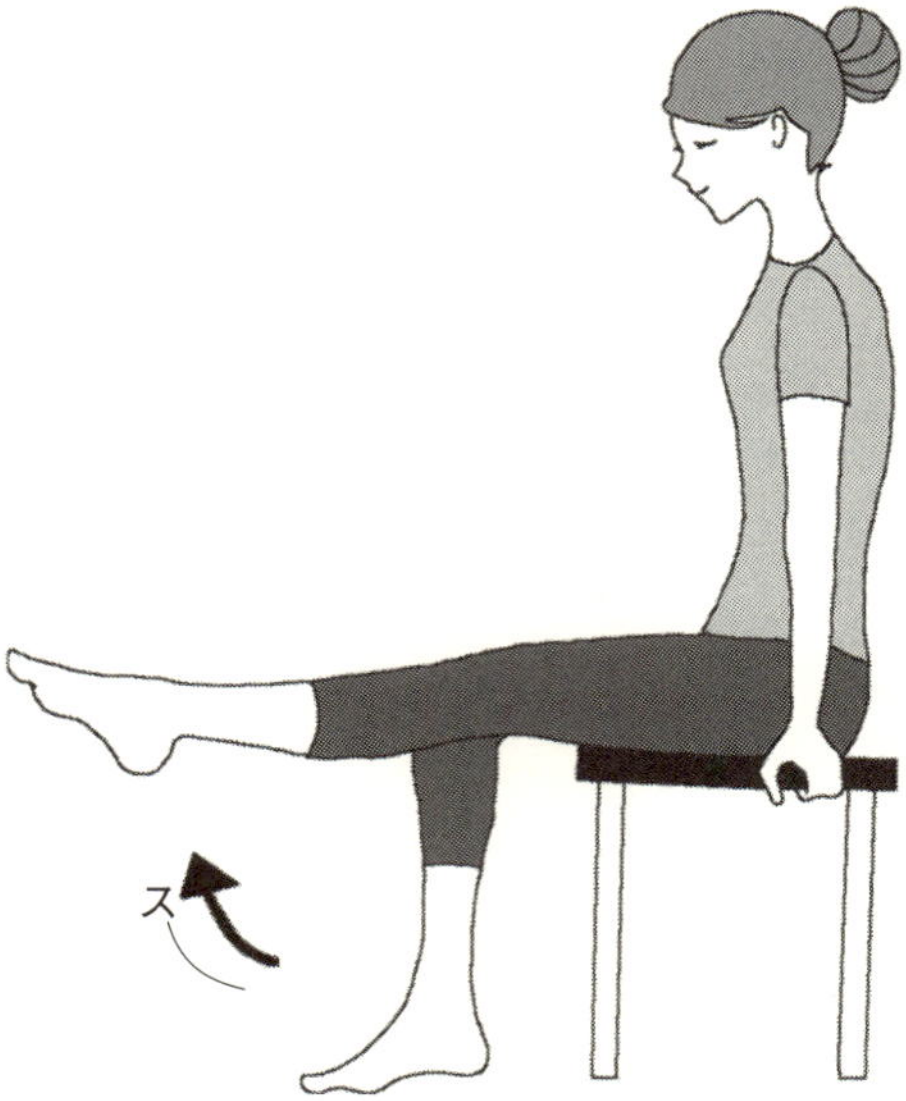

2 足首回し

手と足を握手する。右足だと左手で握手し、右手は右足首をしっかりと持ちます。足首の可動域が拡がるようにゆっくり、大きく回します。右回り、左回り各五回を左右五回行います。

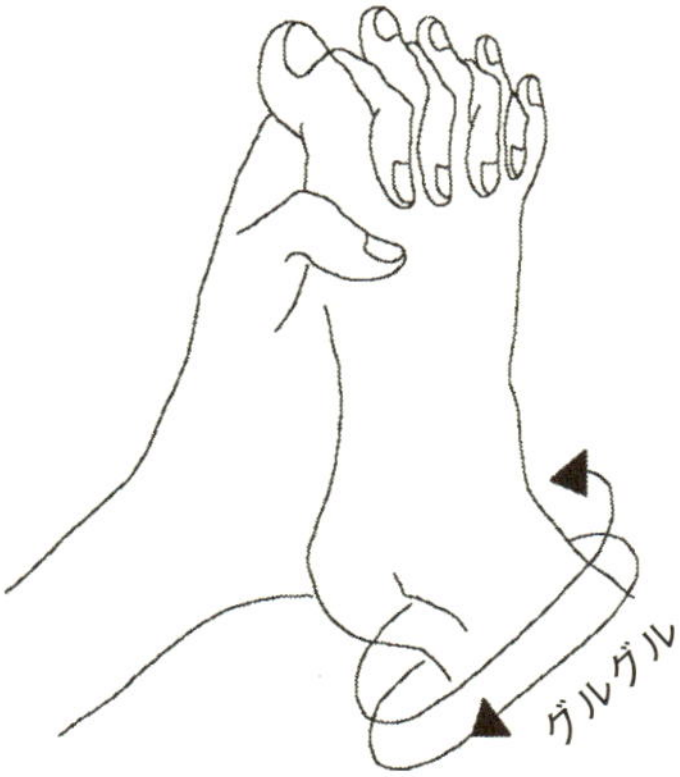

●ワンポイントアドバイス

膝が痛い時や長く歩く時に、サポーターをするのは良いのですが、常時着けていると、筋力が低下してしまいます。サポーターに頼り過ぎないように、筋力をつけ、炎症が無ければ、玄米ホットパックで温めましょう。

88 手足の反射区療法

よく「足ツボ療法」と言いますが、正しくは「足の反射区療法」です。東洋医学での「ツボ」は図に●で示してありますが、足の裏には湧泉や失眠、手のひらには、魚際、労宮、少府の五つ程です。頑固な疲れや不眠に効きますので、押してみましょう。同様に手足の反射区の所に、しこりや痛み等の異常がある場合、そこを押すと対応する臓器の働きが活性化します。本書の各症状のツボ押しと合わせて押してみてください。

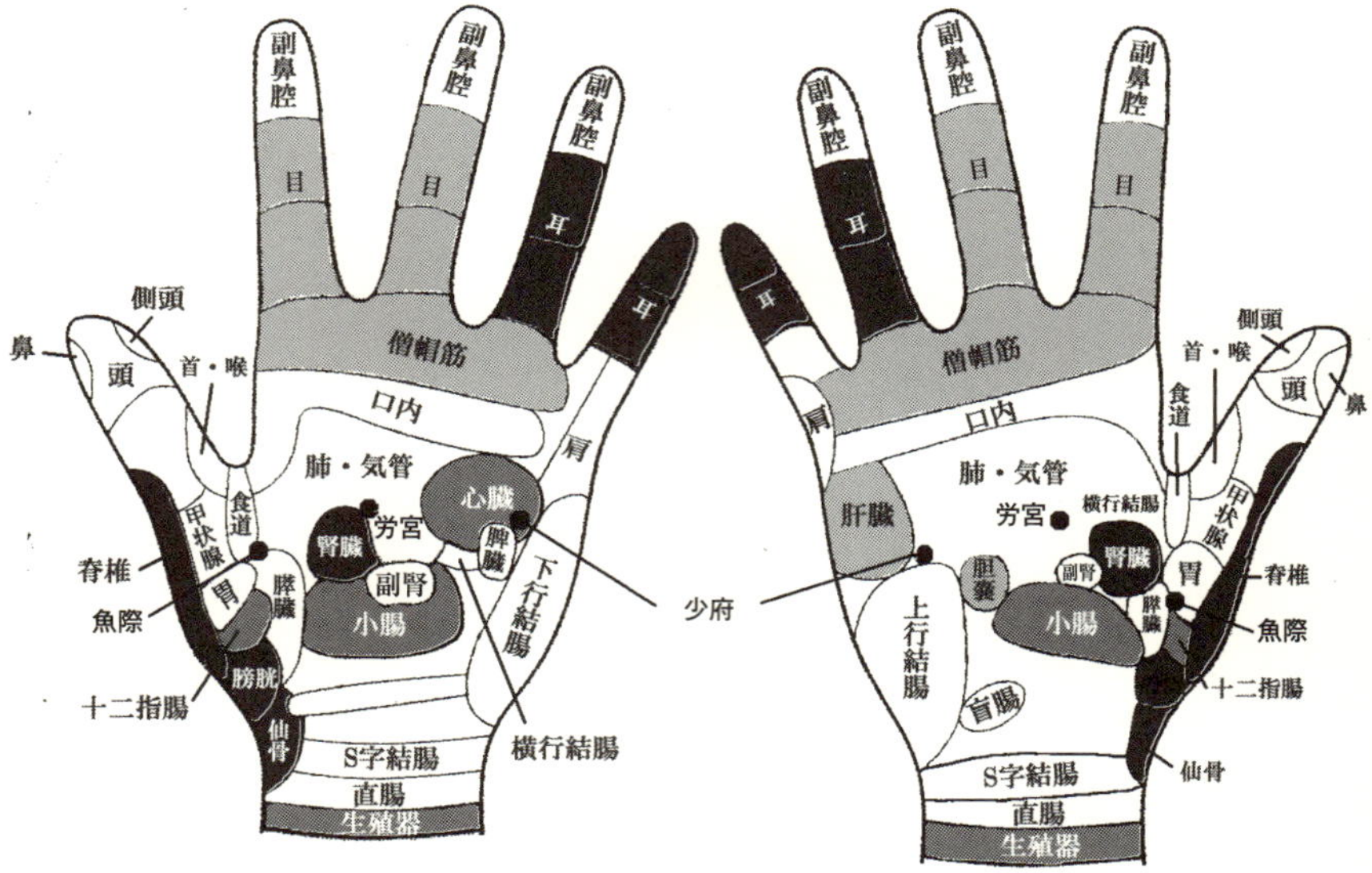

左手のひら　　右手のひら

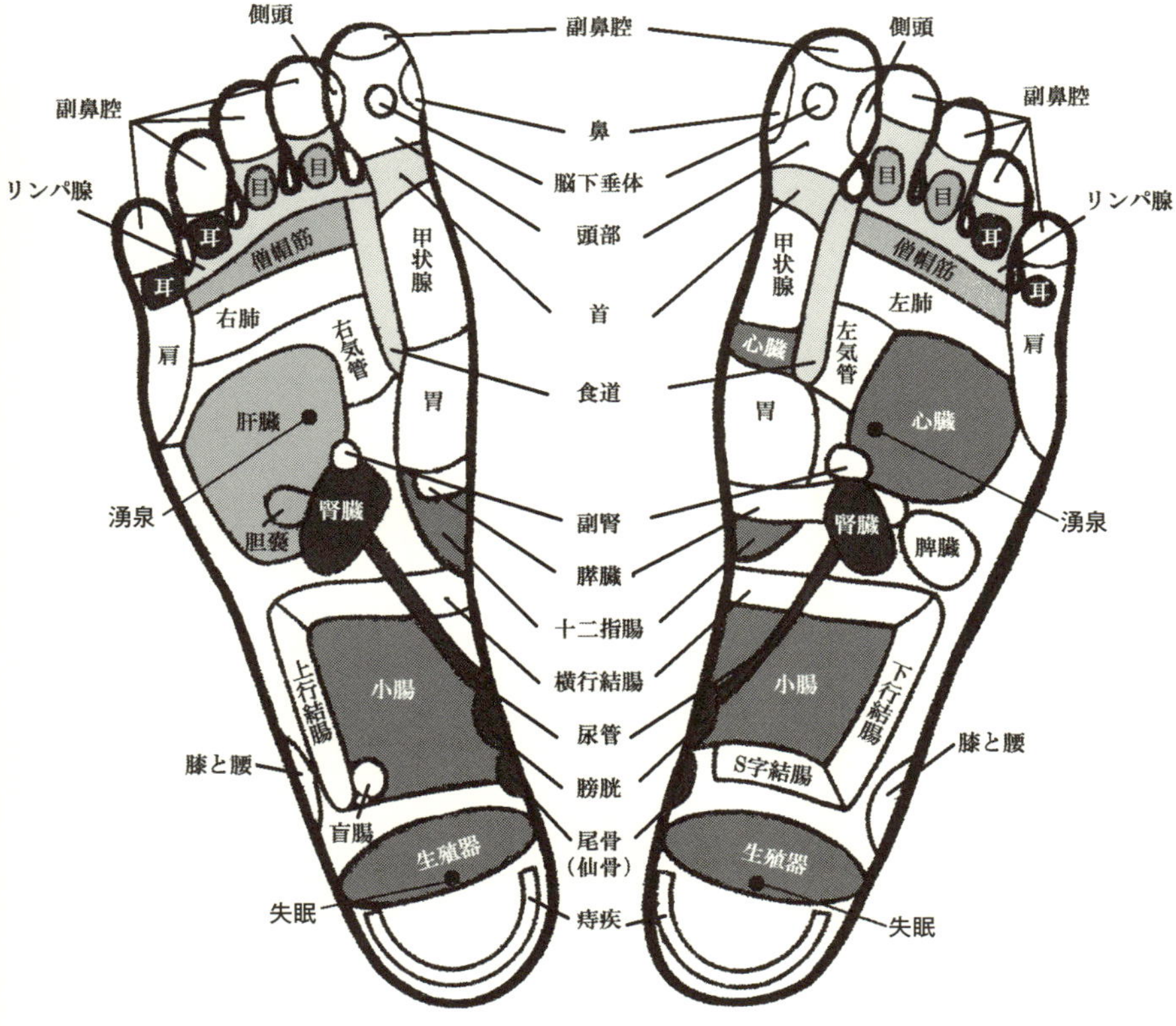
側頭
副鼻腔
副鼻腔
リンパ腺
鼻
脳下垂体
目
目
耳
耳
僧帽筋
頭部
甲状腺
右肺
首
肩
右気管
食道
胃
肝臓
湧泉
副腎
胆嚢
腎臓
膵臓
十二指腸
横行結腸
上行結腸
小腸
尿管
膝と腰
膀胱
盲腸
尾骨
(仙骨)
生殖器
失眠
痔疾
側頭
副鼻腔
リンパ腺
目
目
耳
耳
僧帽筋
甲状腺
左肺
心臓
左気管
肩
胃
心臓
湧泉
腎臓
脾臓
小腸
下行結腸
膝と腰
S字結腸
生殖器
失眠

右足の裏　　左足の裏

あとがき

治療の原点は〝手当て〟と言われています。子どもの時に、転んだり、ぶつけたりして、「痛いの痛いの、飛んでけ～」と大人にやってもらったことがあると思います。ただのおまじないのようですが、科学的にも、撫《な》でることで、痛んだ部分の神経が回復することや痛みの痛覚よりも撫でる触覚の方が早く脳に伝わり、痛みが軽減することが言われています。ちゃんと意味があるんですね。

ツボ押しとセルフケアは、その「手当て」をより効果的に行うものです。基本的に人間には身体を良くしようする力（ホメオスタシス・生体恒常性）があります。いつもがんばっている自分の身体に関心を持ち、つらい症状に耳を傾け「ありがとう、だいじょうぶ？」と聴いてみましょう。身体は正直です。ケアしてあげれば応えてくれますよ。これまでもこれからもずっと一緒なのですから。本書を読んで頂いた方の身心が楽になり、少しでも健康の一助になればと思います。また、中国、韓国、日本という東洋医学の大いなる流れや天人地という宇宙の営みをご自分の身体を通して、実感して頂ければ幸いです。

本書は、御茶ノ水のエコロジーショップ「ガイア」の『かわら版』や「らでぃっしゅぼーや」

の会員情報誌『お話しサラダ』、神田のタウン誌『本の街』等で連載したツボの記事と、書き下ろしの部分をまとめて作りました。ご存じの話も多かったことと思います。「腹八分目に医者いらず」など多くの健康の智恵を、私達は既に知っています。後は実践できるかどうかです。

構想から数年経ってしまいした。本にまとめるのがこんなに大変だと思いませんでした。ひとえに、治療に来られた患者さん、読者の皆さん、父母、妻、子ども達、家族の協力のお蔭です。表紙は、本文中にも出てきます、グリーンデザイナーのユン・ホソップ先生に作成して頂き、素敵なイラストは患者さんでもある村瀬初子さんに描いて頂きました。お二人以外にも、学生時代の後輩や鍼灸学校の先輩、東洋医学学生交流会の仲間、友人に協力して頂きました。大変感謝をしております。また、本の出版をして頂いた、ほんの木の柴田敬三さん、高橋利直さん、岡田承子さん、編集の野洋介さん、スタッフの皆さまのご協力に感謝しております。また、レイアウトの渡辺美知子さんには無理難題に応えて頂きました。ありがとうございました。

everyday eARThday! Love your body!

２０１４年６月５日（世界環境デー・落語の日）アース治療院にて

鍼灸師　宮下　正義

マイツボレシピ

※ご自分用の記録、またはご相談の時にお使いください

<table>
<tr><td>（ふりがな）
氏　　名</td><td></td><td>年　齢

歳</td><td>性　別
男
女</td></tr>
<tr><td>主　　訴
（最もつらい症状を具体的にお書きください）</td><td colspan="3">いつから・どのような症状が起きましたか？今、現在はどのような症状ですか？

身長　　　cm・体重　　　kg</td></tr>
<tr><td rowspan="2">マイ
ツボ</td><td colspan="3">主なツボ</td></tr>
<tr><td colspan="3"></td></tr>
<tr><td>マイ
セルフ
ケア</td><td colspan="3">自分でやったら良かったセルフケア</td></tr>
</table>

アース治療院　宮下正義（www.earth-acu.com Tel:03-3254-0345）

【参考文献】

補完代替医療入門　上野圭一著　岩波書店
鍼灸の挑戦　松田博公著　岩波書店
図説 東洋医学　経穴編　木下晴都・代田文彦著　学研
はりは女性の味方です。初めての鍼灸入門　竹村文近著　平凡社
全身の「ツボ」大地図帖　帯津良一・藤井直樹著　三笠書房
病気にならない免疫生活のすすめ　安保　徹著　中経出版
氣と健康　藤平光一著　氣の研究会出版部
韓国漢方　盧　正祐・広田曄子著　旺史社
自分で治す　冷え症　田中美津著　マガジンハウス
体温を上げる料理教室　若杉友子著　致知出版社
特効ツボ１０８　横山瑞生著　西東社
私だけの仏教あなただけの仏教入門　玄侑宗久著　講談社
美人になるツボ教えます!!　赤星たみこ著　秋田書店
鍬と聴診器　竹熊宜孝著　柏樹社
ヨガの喜び　沖　正弘著　光文社
身体に聞くヨガ　石井三郎著　現代書林
減速して自由に生きるダウンシフターズ　高坂　勝著　ちくま書房
独立国家のつくりかた　坂口恭平著　講談社
パーマカルチャーしよう！　安曇野パーマカルチャー塾編　自然食通信社

宮下　正義（みやした　まさよし）
鍼灸・指圧あんまマッサージ師
パーマカルチャーデザイナー

1969年東京生れ、法政大学在学中に埼玉県小川町の有機農家の金子美登氏と出会い、有機農業と地球環境問題に関心を持つ。93年卒業後、日本リサイクル運動市民の会・らでぃっしゅぼーや（有機野菜宅配）のスタッフを経て、さらに「健康」や「身体」のことを学ぶため、東洋鍼灸専門学校に通う。鍼灸・指圧あんまマッサージ師の国家資格取得後、ニュージーランドとオーストラリアにWWOOF（ウーフ）で滞在。有機農場・エコビレッジ等を回り、パーマカルチャーコースを受ける。帰国後、富士山の麓で環境教育施設スタッフをし、Uターン。東京の鍼灸治療院、指圧マッサージ院スタッフを経て、2005年東京・千代田区神田淡路町に鍼灸マッサージ・アース治療院を開業し、現在に至る。

剣道二段、心身統一合氣道、沖ヨガインストラクターコース修了。共著に『2100年未来の街への旅』（学研）、翻訳協力に『自家採種ハンドブック』（現代書館）がある。

【連絡先】アース治療院
東京都千代田区神田淡路町１－19　千代田ビル１Ｆ
Tel. 03-3254-0345　www.earth-acu.com

著者のご好意により視覚障害その他の理由で活字のままでこの本を利用できない人のために、営利を目的とする場合を除き「録音図書」「点字図書」「拡大写本」等の制作をすることを認めます。その際は、著作権者、または出版社までご連絡ください。

ツボ de セルフケア

2014年7月14日　初版発行

著者………宮下正義
発行人………柴田敬三
編集・制作………野　洋介
業務………高橋利直　岡田承子
発行所………株式会社ほんの木

〒101-0047　東京都千代田区内神田1-12-12 美土代ビル3階
TEL 03-3291-3011　FAX 03-3291-3030
郵便振替口座 00120-4-251523　加入者名　ほんの木
http://www.honnoki.co.jp
E-mail　info@honnoki.co.jp

印刷………中央精版印刷株式会社
ISBN978-4-7752-0086-5

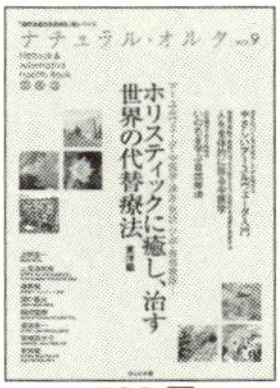

定価 1,500 円（税別）
B5 判 / 80 頁
オールカラー

ホリスティックに癒し、治す 世界の代替療法　東洋編

ほんの木 編

「命は貸し与えられたもの」、「自然とは利用すべき対象ではなく融合するもの」。アーユルヴェーダ、中医学、漢方、気功、ツボなど、東洋の思想を背景に持つ代替医療を体系的に整理してわかりやすく紹介しました。

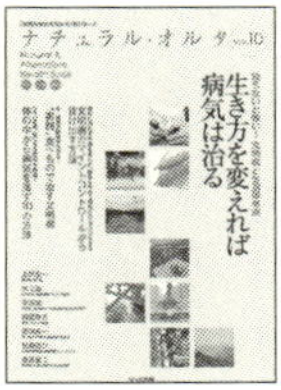

定価 1,500 円（税別）
B5 判 / 80 頁
オールカラー

知らないと怖い！文明病と生活習慣病

生き方を変えれば病気は治る

ほんの木 編

病気を予防し根本から治すには、その原因を知って生き方を改める必要があります。本書では、生活習慣や過労、ストレスなどが原因となる文明病に対しての、根本的で、しかも家庭でできる解決方法を提案しています。

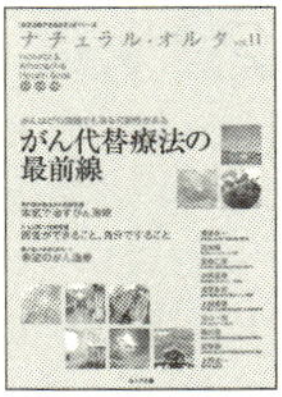

定価 1,500 円（税別）
B5 判 / 80 頁
オールカラー

がんはどの段階でも治る可能性がある

がん代替療法の最前線

ほんの木 編

がんが治る、がんが治らないは、自分自身ががんにどれだけ積極的に対処できるかが分かれ目になると言われています。がんが治った人はどう行動したのか？ など、がん治療の選択を治った方の貴重な体験談から考えます。

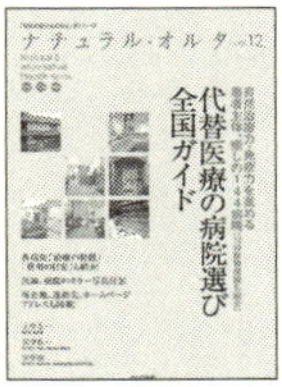

定価 1,500 円（税別）
B5 判 / 108 頁
オールカラー

自然治癒力・免疫力を高める　患者主体、癒しの 144 病院

代替医療の病院選び全国ガイド

ほんの木 編

日本初、全国の代替医療を治療に積極的に取り入れている 144 病院の紹介本。医師・医療機関の特徴や費用の目安を、医師の住所、電話、氏名や施設の写真とともに紹介しています。このシリーズの総まとめの１冊です。

「ほんの木」の本を、1200 円（税別）以上お求めの方には、送料無料でお送り致します。お気軽にご注文、お問い合せ下さい。